JN126910

食物アレルギー
ビジュアルブック
2023

- 監修　伊藤浩明／海老澤元宏／吉原重美
- 作成　一般社団法人日本小児アレルギー学会
　　　　食物アレルギー委員会

講習などで使える
患者支援に役立つ

食物アレルギー
診療ガイドライン
2021 準拠

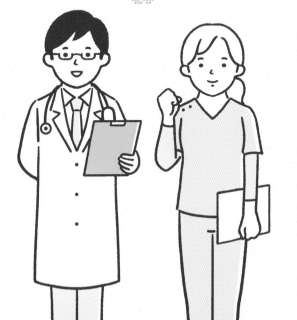

序 文

　日本小児アレルギー学会食物アレルギー委員会では、『食物アレルギー診療ガイドライン』の改訂に合わせて、一般の方たち向けの『食物アレルギーハンドブック』を発行してきました。今回、『食物アレルギー診療ガイドライン 2021』の発行に伴い、新しいアイデアを盛り込んだ本書『食物アレルギービジュアルブック 2023』を企画・発行することになりました。

　本書は、ガイドラインに準拠した食物アレルギーの知識や対応方法を、一般の方たちに伝授していくツールブックです。各ページには、講習会でそのまま使用できるスライドのファイルを掲載し、そのファイルで講師が伝えるべき内容が本文に書かれています。

　本書を活用して食物アレルギーの知識を普及する立場にある方たちは、幅広く想定されます。アレルギー専門医はもちろんのこと、非専門医であっても院内の研修会で講師を務める場合、栄養教諭や養護教諭が校内で研修会を行う場合、食品・飲食関連企業の教育担当者が社員教育を行う場合、管理栄養士や教職員・保育士の養成校で教官が学生講義を行う場合などなど。「小児アレルギーエデュケーター」の資格をお持ちの方が、地域の中で食物アレルギーの知識を普及するためにも、使っていただけるようにしています。

　このように多くの方が、それぞれの立場から質の揃った内容で食物アレルギーの知識を口頭伝授していくことが、本書の目的としているところです。

　もちろん本書には、食物アレルギーの詳しいすべての知識が書かれているわけではありません。自信を持って本書の内容を語るためには、ガイドラインや他の書籍、さまざまな講習会や学会、もちろんご自身の実践を通して、食物アレルギーのさまざまな側面に関する知識や経験を積まれていることが必要です。本書に書かれている基本的な知識を幹として、そこにたくさんの経験に基づく枝葉をつけていくことで、食物アレルギーを一つの体系として理解することができることでしょう。その意味では、食物アレルギー初学者の方が、まずはスライドをみながら本文を読んでみることもお勧めいたします。

　本書にある各スライド図は購読者限定で、日本小児アレルギー学会のホームページからダウンロードできるようになっています。購読者ご自身が行う講義・講演などでは、自由にお使いいただくことができます。ただし、このファイルを含むすべての著作権は日本小児アレルギー学会にあり、ファイルの譲渡や流用は禁じられています。ファイルの内容を、著書やインターネットなどにより、広く一般公開されるような形で二次利用される場合は、必ず学会宛に引用許諾の手続きをお取り下さい。

　最後に、本書を細部にわたって詳細に作成してくださった全国トップリーダーの先生たち、内容の意図を汲んで素晴らしいビジュアルを完成してくださった協和企画およびデザイナーの皆様に、深謝いたします。

2023 年 11 月吉日

一般社団法人日本小児アレルギー学会食物アレルギー委員会

副委員長　伊藤浩明

一般社団法人日本小児アレルギー学会
『食物アレルギービジュアルブック 2023』作成委員（敬称略、五十音順）

監修

伊藤　浩明　（あいち小児保健医療総合センター）
海老澤元宏　（国立病院機構相模原病院臨床研究センター）
吉原　重美　（獨協医科大学医学部小児科学）

委員（◎印：委員長　　○印：副委員長）

○伊藤　浩明　（あいち小児保健医療総合センター）
　井上祐三朗　（千葉大学大学院医学研究院総合医科学 / 東千葉メディカルセンター）
　今井　孝成　（昭和大学医学部小児科学講座）
◎海老澤元宏　（国立病院機構相模原病院臨床研究センター）
　大嶋　勇成　（福井大学医学系部門医学領域小児科学）
　大矢　幸弘　（国立成育医療研究センターアレルギーセンター）
　岡藤　郁夫　（神戸市立医療センター中央市民病院小児科）
　金子　英雄　（岐阜県総合医療センター小児療養内科）
　近藤　康人　（藤田医科大学ばんたね病院小児科）
　佐藤さくら　（国立病院機構相模原病院臨床研究センターアレルギー性疾患研究部）
　長尾みづほ　（国立病院機構三重病院臨床研究部）
　二村　昌樹　（国立病院機構名古屋医療センター小児科）
　山田　佳之　（東海大学医学部総合診療学系小児科学）
　吉原　重美　（獨協医科大学医学部小児科学）

執筆協力者

川本　典生　（岐阜大学大学院医学系研究科小児科学）
杉浦　至郎　（あいち小児保健医療総合センター免疫・アレルギーセンターアレルギー科）
高岡　有理　（大阪はびきの医療センター小児科）
永倉　顕一　（国立病院機構相模原病院小児科）
中島　陽一　（藤田医科大学医学部小児科学）
西本　　創　（さいたま市民医療センター小児科）
福家　辰樹　（国立成育医療研究センターアレルギーセンター総合アレルギー科）
堀野　智史　（宮城県立こども病院アレルギー科）
八木　久子　（群馬大学大学院医学系研究科小児科学分野）
安冨　素子　（福井大学医学系部門医学領域小児科学）
柳田　紀之　（国立病院機構相模原病院小児科・臨床研究センター疫学統計研究室）
山本貴和子　（国立成育医療研究センターアレルギーセンター・エコチル調査研究部）

「食物アレルギービジュアルブック 2023」の利益相反

　日本小児アレルギー学会が策定した「利益相反（COI）指針」に基づき、本学会は「利益相反委員会」を設置し、指針の運用に関する細則を定め、学会員の利益相反（conflict of interest, COI）の状況を公正に管理している。

　このたび、「食物アレルギービジュアルブック 2023」を作成するにあたり、ガイドライン統括委員、作成委員および執筆協力者、システマティックレビューチームはアレルギー疾患の診断・治療に関係する企業・組織または団体との経済的関係に基づき、利益相反の状況について自己申告を行った。以下にその申告項目と申告された該当の企業・団体名を報告する。

　日本小児アレルギー学会は、産業界などからの資金で実施される臨床研究の公正性、透明性を保ちつつ、今後も、アレルギー学の進歩、普及、啓発を図り、もってわが国の学術、教育、アレルギー疾患の管理・予防に寄与していく所存である。

2023 年 11 月

一般社団法人日本小児アレルギー学会

申告項目：以下の項目についてガイドライン統括委員、作成委員および執筆協力者、システマティックレビューチームが、アレルギー疾患の診断・治療に関係する企業・組織または団体から何らかの報酬を得たかを申告した。申告は有か無の回答で、有の場合は、該当の企業・団体名を明記した。なお、1、2、3 の項目については申告者の配偶者、1 親等内の親族、または収入・財産を共有する者の申告も含む。対象期間は過去 3 年度〔2020 年度（1 月 1 日～12 月 31 日）～2022 年度（1 月 1 日～12 月 31 日）〕以内とした。
1．役員報酬額、2．株式の利益、3．特許使用料、4．講演料、5．原稿料、6．研究費・助成金など、7．奨学（奨励）寄付など、8．企業などが提供する寄付講座、9．旅費、贈答品などの受領

該当企業・団体：報酬を得ていると申告された企業・団体は次の通り（五十音順）。
アッヴィ合同会社、アルケア株式会社、株式会社インプランタイノベーションズ、ヴィアトリス製薬株式会社、大塚製薬株式会社、牛乳石鹸共進社株式会社株式会社セツロテック、タカノ株式会社、株式会社ナチュラルサイエンス、日清製粉株式会社、ハウス食品株式会社、マイラン EPD 合同会社、マルホ株式会社、株式会社ヤクルト本社、株式会社 Fam's

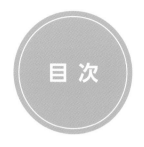

総 論

各 論

────── スライドデータのご案内 ──────

本書では講義、講演などでご活用いただけるスライドデータをご用意しています。
巻末の奥付ページに収載した URL にアクセスして、スクラッチ内にあるパスワードを入力してダウンロードしてください。

【ご注意】

＊スライドデータのダウンロード期限は、本書が絶版されるまでといたします。

＊スライドデータは購読者ご自身が行う講義、講演などでは、ご自由にお使いいただくことができます。
　ただし、このデータを含む著作権は一般社団法人日本小児アレルギー学会と発行者である協和企画にあり、ファイルの譲渡や流用は禁じられています。ファイルの内容を、著書やインターネットなどにより、広く一般公開されるような形で二次利用される場合は、必ず学会と協和企画宛に引用許諾の手続きをお取りください。

総 論

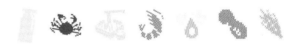

1-1　アレルギー反応の仕組み

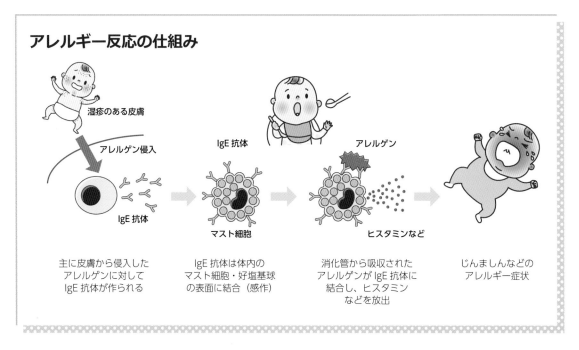

アレルギー反応の仕組み

湿疹のある皮膚

アレルゲン侵入

IgE 抗体

IgE 抗体

マスト細胞

アレルゲン

ヒスタミンなど

主に皮膚から侵入した
アレルゲンに対して
IgE 抗体が作られる

IgE 抗体は体内の
マスト細胞・好塩基球
の表面に結合（感作）

消化管から吸収された
アレルゲンが IgE 抗体に
結合し、ヒスタミン
などを放出

じんましんなどの
アレルギー症状

　食物アレルギー反応の仕組みは IgE 抗体を介するものと介さないものに大別されますが、ここでは IgE 抗体を介する反応に関して説明します。
　「抗体」とは「ワクチンを打って抗体をつける」というように、ウイルスや細菌から体を守る働きをする免疫物質のことで、これは「IgG 抗体」といいます。アレルギーを起こすのは IgE というタイプの抗体で、もともとは寄生虫やダニから体を守る働きをしているものです。これが、食物や花粉など、本来なら人体にとって無害なものに対して作られて、過剰な免疫反応を引き起こすのがアレルギーです。また、アレルギー反応が起きる原因物質である食物や花粉のことを「アレルゲン」といいます。
　食物に対して IgE 抗体ができる場合、口から食べて消化・吸収された食物ではなく、湿疹のある皮膚などから侵入したアレルゲンが原因になることがわかってきました。皮膚から侵入する異物は、体にとっては害になるので、これを防ぐための抗体が作られると考えられます。これがアレルギー反応を起こす細胞であるマスト細胞や好塩基球の表面に結合すると、アレルギー症状が起きる準備状態となります。このことを「感作」と呼びます。
　次に、消化管などから吸収された食物アレルゲンが IgE 抗体に結合した場合、マスト細胞や好塩基球が活性化してじんましんのもととなるヒスタミンなどが放出され、アレルギー症状が起きます。

▶ 食物アレルギー診療ガイドライン 2021　第 2 章より

ポイント👆 IgE 抗体を介するアレルギー反応の仕組みを学びましょう。

1-2　食物アレルギーのタイプ（病型分類）

食物アレルギーのタイプ（病型分類）

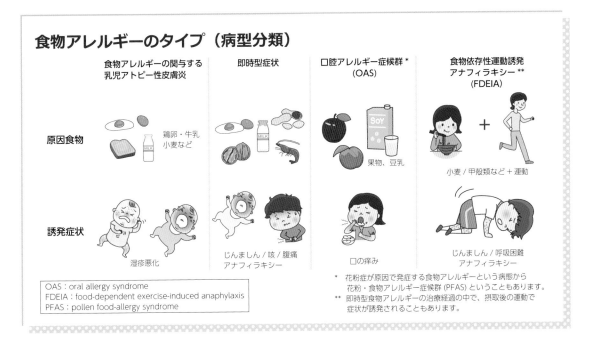

	食物アレルギーの関与する乳児アトピー性皮膚炎	即時型症状	口腔アレルギー症候群 * (OAS)	食物依存性運動誘発アナフィラキシー ** (FDEIA)
原因食物	鶏卵・牛乳 小麦など		果物、豆乳	小麦 / 甲殻類など＋運動
誘発症状	湿疹悪化	じんましん / 咳 / 腹痛 アナフィラキシー	口の痒み	じんましん / 呼吸困難 アナフィラキシー

OAS : oral allergy syndrome
FDEIA : food-dependent exercise-induced anaphylaxis
PFAS : pollen food-allergy syndrome

* 花粉症が原因で発症する食物アレルギーという病態から花粉・食物アレルギー症候群 (PFAS) ということもあります。
** 即時型食物アレルギーの治療経過の中で、摂取後の運動で症状が誘発されることもあります。

　IgE 抗体を介する食物アレルギーは大きく 4 つのタイプに分類されます。

1. 食物アレルギーの関与する乳児アトピー性皮膚炎

　乳児アトピー性皮膚炎に合併して認められる食物アレルギーで、食物が湿疹の悪化に関与している場合を指します。原因食物として多いものは鶏卵、牛乳、小麦などです。アトピー性皮膚炎が軽快した後、即時型食物アレルギーに移行することもあります。

2. 即時型症状

　食物アレルギーの最も一般的なタイプです。主に湿疹のある皮膚から入ってきたアレルゲンにより発症すると考えられています。原因食物を食べてから 2 時間以内に、じんましんなどのアレルギー症状、時にアナフィラキシーが認められます。原因となる食物はさまざまです。

3. 口腔アレルギー症候群

　多くは花粉症が原因となって発症するタイプです。花粉と似たアレルゲンを含む食物（生の果物・豆乳）を摂取した直後に、口の痒み、イガイガなどが認められます。

4. 食物依存性運動誘発アナフィラキシー

　原因食物を摂取後、多くは 2 時間以内に運動することによって、アナフィラキシーなどの即時型症状が誘発されます。運動以外に感冒、睡眠不足や疲労などのストレス、月経前状態、非ステロイド性抗炎症薬、入浴、成人ではアルコール摂取なども症状が起きる誘因になります。主に小学校高学年以降に発症します。原因となる食物では小麦が最も多く、次いで甲殻類で、最近では果物も増えています。

▶ 食物アレルギー診療ガイドライン 2021　第 2 章より

ポイント👆　食物アレルギーの 4 つの病型（症状の出方からみた分類）を学びましょう。

1-3　食物アレルギーと間違いやすい病気

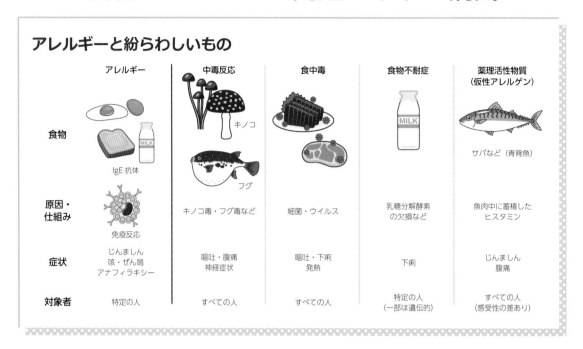

アレルギーと紛らわしいもの

	アレルギー	中毒反応	食中毒	食物不耐症	薬理活性物質 (仮性アレルゲン)
食物	IgE 抗体	キノコ フグ		MILK	サバなど（青背魚）
原因・ 仕組み	免疫反応	キノコ毒・フグ毒など	細菌・ウイルス	乳糖分解酵素 の欠損など	魚肉中に蓄積した ヒスタミン
症状	じんましん 咳・ぜん鳴 アナフィラキシー	嘔吐・腹痛 神経症状	嘔吐・下痢 発熱	下痢	じんましん 腹痛
対象者	特定の人	すべての人	すべての人	特定の人 （一部は遺伝的）	すべての人 （感受性の差あり）

　食物アレルギーは、特定の人が特定の食物を摂取した場合に、過剰な免疫反応によって起こることをいいますが、食物によって体に異常が起こるのはアレルギーに限りません。免疫が関係しないものとして、毒物によるもの、ウイルスや細菌による食中毒、食物不耐症、薬理活性物質による症状などがあります。

　このうち、自然毒によるものと食中毒は、原因となる物を食べれば誰にでも発症する可能性があります。

　食物不耐症は、遺伝的な体質も含めて一部の人のみに認められるため、アレルギーと間違われやすいですが、免疫反応ではなく消化吸収の問題によって起こる症状です。例えば、乳糖を分解する力が弱いために牛乳を飲むと下痢になる「乳糖不耐症」は、食物不耐症の一つです。

　薬理活性物質による症状は、多少の個人差はありますが誰にでも認められる可能性があります。ホウレンソウやトマトなどの野菜、チーズやワインなどの発酵食品で口の中の違和感を感じることがあります。保存状態が悪い青背魚（赤身魚）には、魚肉についた細菌の働きによってヒスタミンが多く含まれていることがあり、それを食べると皮膚の痒みや、じんましんなど、食物アレルギーのような症状が起こることがあります。時に集団発生し、化学性食中毒と分類されます。

▶ 食物アレルギー診療ガイドライン 2021　第 2 章より

ポイント 👆 アレルギー症状とそれ以外の症状を区別することは、アレルギーに正しく対応するために大切です。

2-1　タンパク質の消化と変性

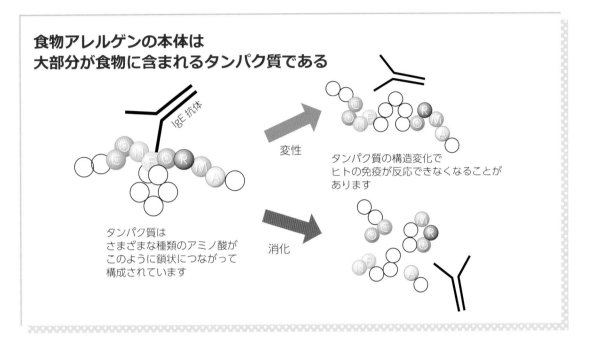

**食物アレルゲンの本体は
大部分が食物に含まれるタンパク質である**

IgE 抗体

タンパク質は
さまざまな種類のアミノ酸が
このように鎖状につながって
構成されています

変性

消化

タンパク質の構造変化で
ヒトの免疫が反応できなくなることが
あります

　アレルギー反応が生じるとき、アレルギーが起きる物質（食物など）の中の何に対して反応しているか知っていますか？　ヒトの免疫は、大部分は、アレルギーを起こす物質に含まれる特定のタンパク質に対して反応が起きています。タンパク質は約 20 種類のアミノ酸が鎖状に連なって構成されています。そのアミノ酸の鎖は絡まりあって特定の立体構造をとります。食物は加熱したり、加圧したりすることで、そのタンパク質の構造が崩れて（＝変性して）しまうことがあります。食物を食べて消化された場合もタンパク質の構造が崩れます。このように食物が変性や消化されて形が変わると、ヒトの免疫はその食物をアレルゲンだと認識できなくなることがあります。例えば、鶏卵アレルギーの患者さんの場合、ゆで卵は食べられるけど、温泉卵は食べられないということがあります。それは、鶏卵をゆっくり加熱する際の温度と時間によって、卵白が徐々に変性し凝固していく過程で IgE 抗体結合能（アレルゲン性）が低下していく現象によって起こるのです。

　野菜や果物も熱を加えることでアレルゲン性が低下しやすい食物です。一方、牛乳、甲殻類、魚類は、アレルゲンの原因となっている主なタンパク質は変性や消化の影響を受けにくい構造なので、調理後もアレルゲン性が変わらない食物です。このようにアレルギーが起きるタンパク質の構造が変性や消化で壊れやすいのか壊れにくいかで、加熱や加工などでアレルギーが起こりにくくなるのかどうかが異なります。

▶ 食物アレルギー診療ガイドライン 2021　第 3 章より

ポイント👆　食物アレルゲンの本体はタンパク質で、それが変性や消化を受けて反応が変化することを学びましょう。

2-2　アレルゲンコンポーネントの概念

アレルゲンコンポーネントとは

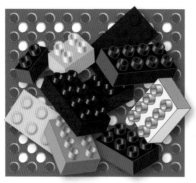

・動物、植物などの生物は、さまざまなタンパク質が集まって成り立っています

・このさまざまなタンパク質の中でも、アレルギー症状に強く関係する特定のタンパク質のことを、アレルゲンコンポーネントといいます

・アレルゲンコンポーネントの中でも、アレルギー患者さんの50％以上のIgE抗体が検出されるものを主要アレルゲンといいます

　動物、植物などの生物は、さまざまなタンパク質が集まってできています。例えばいろいろな色のブロックが集まっているイメージです。実際の生物では、一つひとつのタンパク質にはそれぞれの働きがあって、生物が生きる上で大切な役割を担っています。

　これらのタンパク質の中には、ヒトの体の中に入るとアレルギー症状が起きやすいという特徴を持ったものがあります。さまざまなタンパク質の中でも、アレルギー症状に関係する特定のタンパク質のことを「アレルゲンコンポーネント」といいます。アレルギーコンポーネントの中でも、そのものに対してアレルギーが起きる患者さんの50％以上にIgE抗体が検出されるものを「主要アレルゲン」といいます。卵白であれば、オボムコイドとオボアルブミンが主要アレルゲンになります。

　それぞれの人がアレルギーを持っているかどうか、またどのアレルギーコンポーネントに反応するかは人それぞれ異なります。同じ鶏卵アレルギーでも、加熱に強いオボムコイドに強く反応を示す人は加熱卵でもアレルギーが起きます。オボムコイドに対するIgE抗体は通常の血液検査で実施可能なので、卵白に対するIgE抗体だけでなく、オボムコイドに対するIgE抗体を調べることで、オボムコイドに強く反応するのかどうかを知ることができます。このように、どのアレルゲンコンポーネントに反応するかを知ることで、どのような調理をするとアレルギーが起きにくくなるのかなどがある程度はわかるようになります。

▶ 食物アレルギー診療ガイドライン2021　第3章より

ポイント👆 アレルゲンコンポーネントの意味と臨床的意義を学びましょう。

2-3 診断に利用されているアレルゲンコンポーネント

アレルゲンコンポーネントとは

粗抗原	コンポーネント
卵白	オボムコイド
牛乳	カゼイン
小麦	ω-5 グリアジン
大豆	Gly m 4
ピーナッツ	Ara h 2
クルミ	Jug r 1
カシューナッツ	Ana o 3

・左記の食物では、一部のアレルゲンコンポーネントに対する IgE 抗体が血液の中にどのくらいあるのかが調べられます

・これにより、血液検査でアレルギーがあるかどうかをより正しく診断できるようになっています

Gly m 4：大豆（学名 *Glycine max*）の中で 4 番目に単離同定されたアレルゲンコンポーネント

　食物アレルギーを疑う病歴があったときに、血液検査で診断を確認することがあります。その際、多くの場合は、粗抗原に対する IgE 抗体を検査します。粗抗原というのは、その食物に含まれるさまざまなタンパク質を含んでおり、その中には当然、アレルギーとは無関係のタンパク質もたくさん含まれています。

　そこで、各アレルゲンの診断により有用なコンポーネントに対する IgE 抗体検査が開発され、診療に用いられています。現在では卵白、牛乳、小麦、大豆、ピーナッツ、クルミ、カシューナッツの粗抗原に対応するアレルゲンコンポーネントとして、オボムコイド、カゼイン、グルテン、ω-5 グリアジン、Gly m 4、Ara h 2、Jug r 1、Ana o 3 の IgE 抗体を調べることができます。

　ω-5 グリアジンは、小児の小麦アレルギーや成人に多い小麦の運動誘発アナフィラキシーに、Gly m 4 は学童以降に多い豆乳アレルギーに、Jug r 1 や Ana o 3 はクルミ・カシューナッツアレルギーの診断に利用されています。

　なお、アレルギーコンポーネントの名前の付け方は国際的に決まっており、大豆（Gly m 4）を例に挙げれば、大豆（学名 *Glycine max*）の中で 4 番目に単離同定されたアレルゲンコンポーネントということにちなんで付けられています。

▶ 食物アレルギー診療ガイドライン 2021　第 3 章より

ポイント☝ 現在、通常診療で特異的 IgE 抗体検査が可能なアレルゲンコンポーネントについて学びましょう。

3-1 疫学

原因食物の頻度

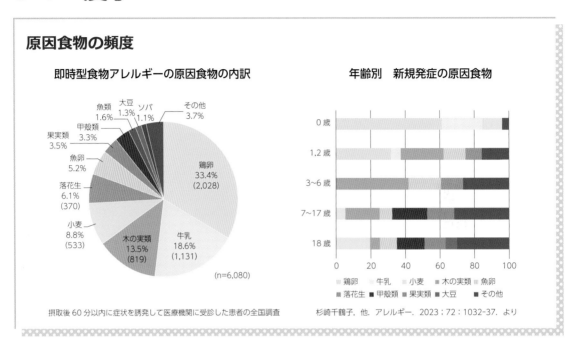

即時型食物アレルギーの原因食物の内訳

- その他 3.7%
- ソバ 1.1%
- 大豆 1.3%
- 魚類 1.6%
- 甲殻類 3.3%
- 果実類 3.5%
- 魚卵 5.2%
- 落花生 6.1%（370）
- 小麦 8.8%（533）
- 木の実類 13.5%（819）
- 牛乳 18.6%（1,131）
- 鶏卵 33.4%（2,028）

（n=6,080）

摂取後60分以内に症状を誘発して医療機関に受診した患者の全国調査

年齢別 新規発症の原因食物

鶏卵 牛乳 小麦 木の実類 魚卵 落花生 甲殻類 果実類 大豆 その他

杉崎千鶴子, 他. アレルギー. 2023；72：1032-37. より

　即時型食物アレルギーの原因食物は、これまで鶏卵・牛乳・小麦が3大原因食物でしたが、消費者庁が定期的に実施している全国調査で令和3（2021）年度、従来3番目の小麦が木の実類に置き換わりました（上図）。ただし、木の実類を個別に集計するとクルミが全体の半分以上を占めますが、小麦の患者数を超えません。このため、個別集計すると3番目は引き続き小麦、4番目がクルミ、5番目が落花生（ピーナッツ）となります。以下、魚卵、果実類、甲殻類、魚類、大豆、ソバまでの11食品種で全体の96%を占めます。

　年齢群別に新規発症の原因食物をみると、0歳こそ鶏卵・牛乳・小麦が圧倒的に多く96.1%を占めますが、1、2歳群では木の実類が5人に1人、魚卵も8人に1人程度の割合となります。さらに3〜6歳群になると新規発症の40%は木の実類となります。学童期以降は甲殻類、小麦、木の実類、果実類が上位を占めます。果実類や大豆は、花粉症と関連した花粉・食物アレルギー症候群、小麦は食物依存性運動誘発アナフィラキシーの増加に伴い学童期以降に増加してくるものと考えられます。

　このように、年代ごとに発症する食物アレルギーの原因は大きく異なります。

▶ 食物アレルギー診療ガイドライン2021　第5章より

ポイント 頻度の高い原因食物は鶏卵、牛乳、小麦ですが、木の実類が急速に増加しています。

3-2　アレルギーマーチ

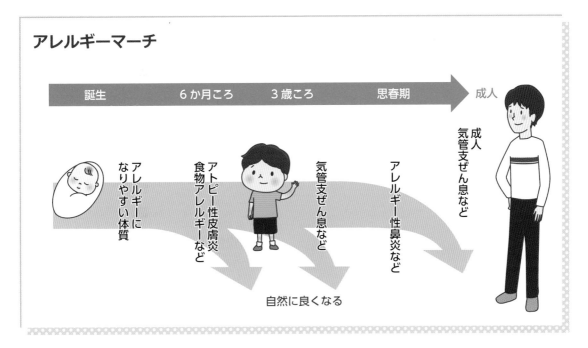

アレルギーマーチ

誕生　　6か月ころ　　3歳ころ　　思春期　　成人

アレルギーになりやすい体質

アトピー性皮膚炎　食物アレルギーなど

気管支ぜん息など

アレルギー性鼻炎など

成人　気管支ぜん息など

自然に良くなる

　食物アレルギーのお子さんは、アトピー性皮膚炎に合併して発症することが多く、年齢を重ねるごとにぜん息、アレルギー性鼻炎などのアレルギーの病気を合併しやすい傾向があります。こうした傾向を「アレルギーマーチ」といいます。

　従来からアレルギー体質（IgE 抗体を産生する力が強くアレルギーを起こしやすい体質）のある子どもたちは、複数のアレルギーの病気を発症しやすい傾向があるといわれています。乳児期にアトピー性皮膚炎、食物アレルギーを発症した後に、他のアレルギーの病気が年齢を重ねるごとに発症していくことがあります。まるでアレルギーの病気が行進しているようにみえるため、アレルギーマーチといわれます。
　特に0歳の子どもたちに多く発症するアトピー性皮膚炎や食物アレルギーは、アレルギーマーチのスタート地点になるといえます。このため、食物アレルギーやアトピー性皮膚炎の発症予防は、その後の他のアレルギーの病気の発症予防効果もある可能性があり、研究が精力的に行われています。
　アレルギーマーチを予防するために早期から適切な診断と治療が必要です。
▶ 食物アレルギー診療ガイドライン 2021　第5章より

ポイント👆 アレルギーの病気が年齢に従って変化することをアレルギーマーチといいます。

4-1　リスク因子と予防

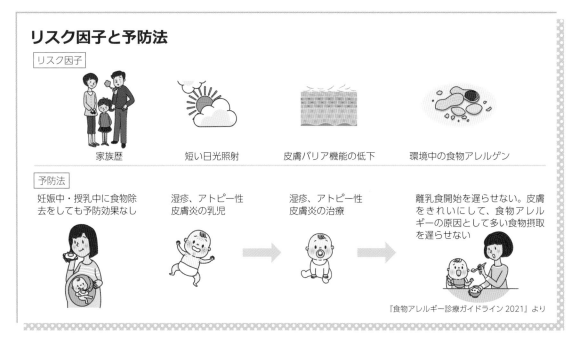

リスク因子と予防法

リスク因子

家族歴　　　　　短い日光照射　　　皮膚バリア機能の低下　　環境中の食物アレルゲン

予防法

妊娠中・授乳中に食物除去をしても予防効果なし　　湿疹、アトピー性皮膚炎の乳児　→　湿疹、アトピー性皮膚炎の治療　→　離乳食開始を遅らせない。皮膚をきれいにして、食物アレルギーの原因として多い食物摂取を遅らせない

『食物アレルギー診療ガイドライン 2021』より

　小児期の食物アレルギー発症リスクに影響する因子として、家族歴、特定の遺伝子、皮膚バリア機能、日光・ビタミン D などが報告されています。中でもアトピー性皮膚炎は大きく関与しています。アレルギーになりやすい食物の摂取を「遅らせる」ことも、むしろ発症リスクを高めるということがわかってきました。

◎やるべきこと

・アトピー性皮膚炎がある場合はしっかりその治療を行い、皮膚をきれいに保つこと。
・離乳食を遅らせずに開始すること。
・原則として、生後 5 〜 6 か月から加熱鶏卵の摂取を開始します。ただし、湿疹が続いていた場合は、最初の摂取からアレルギー症状が現れる可能性もあるため、開始の仕方について医師に相談しましょう。

×やるべきでないこと

・妊娠中や授乳中に母親が特定の食物を除去すること。
・食物アレルギーの原因となりやすい食物（鶏卵など）の摂取開始を遅らせること。

● 臨床試験で予防効果が報告されていること
（シングルアレルゲン投与）
・生後 3 日間は母乳栄養だけ（母乳が不足している場合はアミノ酸乳を補充）のほうが牛乳アレルギーの発症予防効果があると報告されています。
・生まれた直後に牛乳タンパク（普通ミルク）を哺乳した場合は、それ以後、母乳とともに普通ミルクを摂取することによる牛乳アレルギー発症予防効果が報告されています。
・乳児期早期から微量のピーナッツや鶏卵を摂取することによるピーナッツや鶏卵アレルギー発症予

防効果が報告されています。

（マルチアレルゲン投与）

・乳児期早期から微量の鶏卵、ミルク、小麦、大豆、ピーナッツ、ソバの 6 種食物の粉末と整腸剤を摂取することによって食物アレルギーのエピソードが有意に減少したという報告があります。

（湿疹の治療）

・生後 4 か月までに発症したアトピー性皮膚炎をステロイド外用薬で治療、再発予防をしっかり行うと、生後 6 か月時の生卵アレルギーが抑制されました。ただし、ステロイド外用薬の長期・大量使用には注意が必要です。

● まだ十分解明されていないこと

・アレルギー発症のハイリスク児に対して乳児期早期からの保湿剤塗布によるアトピー性皮膚炎発症予防効果が示されています。ただし、一般児を対象とした研究で効果が確認できなかったものもあります。

・しかし、保湿により食物アレルギーの発症まで抑制できたという結果は、まだ報告がありません。

・腸内フローラがアレルギー発症に関連することは示されていますが、特定の商品を摂取するプロバイオティクスやプレバイオティクスの有効性については十分なエビデンスがありません。

・ビタミンや魚油（EPA/DHA）摂取の有効性。日光照射による体内のビタミン D 産生がアレルギー発症抑制に関わっているとする疫学調査はたくさんありますが、ビタミン D のサプリメントの有効性についてはまだ十分なエビデンスがありません。

▶ 食物アレルギー診療ガイドライン 2021 第 6 章より

ポイント👆 湿疹をしっかり治すことと、アレルゲンになりやすい食物の早期摂取開始が、食物アレルギーの予防に有効という研究の成果が増えてきています。

5-1 即時型症状の重症度分類

即時型症状の重症度分類

重症度	皮膚症状	消化器症状	呼吸器症状	全身症状
軽症 右記の1つでも あてはまる	●部分的な赤み、 じんましん ●軽い痒み ●くちびる・まぶたの腫れ	●口やのどの痒み ・違和感 ●弱い腹痛 ●吐き気 ●嘔吐・下痢（1回）	●鼻水、くしゃみ	
中等症 右記の1つでも あてはまる	●全身性の赤み じんましん ●強い痒み ●顔全体の腫れ	●のどの痛み ●強い腹痛 ●嘔吐・下痢（2回）	●咳を繰り返す	●顔色が悪い
重症 右記の1つでも あてはまる		●持続する強い（がまんでき ない）腹痛 ●繰り返し吐き続ける	●のどや胸が締め付けられる ●声がかすれる ●犬が吠えるような咳 ●持続する強い咳き込み ●ゼーゼーする呼吸 ●息がしにくい	●唇や爪が青白い ●脈が触れにくい・不規則 ●意識がもうろうとしている ●ぐったりしている ●尿や便を漏らす

　食物アレルギーによる即時型アレルギー反応は、原因となる食物を食べた後、数分から2時間以内に急に症状が現れてくることが特徴です。皮膚が赤くなったり、じんましんや痒みがみられるのが典型的ですが、全身のさまざまな部分に症状がみられ、急に悪化することがあります。そのため各臓器でみられる症状とその重症度を理解しておくことが適切な対応につながります。

　アナフィラキシーと素早く判断できるよう、重篤な症状から有無をチェックしていくとよいでしょう。症状がみられる臓器ごとに、重症、中等症、軽症と3段階に分けられ、最も高いものを全体の重症度とします。全身の症状は生命に危機が迫っているサインであり、顔色、唇の色、手足の温かさから判断します。意識の状態やぐったりしているかどうかは呼びかけてみて反応を確認します。呼吸器症状も一刻を争う状況を意味します。スムーズに呼吸ができているか、声がかすれることがないか、会話をして確認するとよいでしょう。口の中やのどの痒み・違和感は原因食物との接触によりよくみられます。嘔吐・腹痛・下痢といったお腹の症状もみられます。皮膚症状はほとんどの場合にみられ食物アレルギーを疑うきっかけになりますが、認められないこともあり、皮膚症状がないからといってアレルギー反応を否定してはいけません。皮膚の痒みや赤み、じんましんは、重症度に応じて拡大していきます。

▶ 食物アレルギー診療ガイドライン2021　第7章より

ポイント☝　即時型反応でみられる症状とその重症度を学びましょう。

5-2　アナフィラキシーとは？

アナフィラキシーとは？

 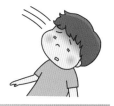

即時型アレルギー反応　　　　　　　→　　　　　　　アナフィラキシー

- 定義
  アナフィラキシーは重篤な全身性の過敏反応であり、通常は急速に発現し、死に至ることもある。重症の
  アナフィラキシーは、致死的になり得る気道・呼吸・循環器症状により特徴づけられるが、典型的な皮膚症
  状や循環性ショックを伴わない場合もある（アナフィラキシーガイドライン 2022）
- ポイント
  ・アナフィラキシーの初期症状から重症化を予見することは難しい
  ・早期のアドレナリン投与がリスクを軽減する
  ・したがって、アナフィラキシーをより広くとらえる診断基準が用いられている

　原因となるものを食べた後に急激（数分から 2 時間以内）に発症し、さまざまな臓器に全身性にアレルギー症状がみられ、生命に危機を与え得る過敏反応をアナフィラキシーといいます。さらに、血圧低下や意識障害を伴う場合をアナフィラキシーショックといいます。即時型アレルギー反応が悪化した状態がアナフィラキシーであり明確な線引きはありません。アナフィラキシーの初期症状から重症化するかを予想することはできません。アドレナリン自己注射薬（エピペン®）は早期に使用したほうが効果は得られやすいとされています。実際の現場ではアナフィラキシーの確実な定義にこだわらず、より広くとらえたほうが安全です。そのため次の項目（5-3）に示す 2 つの診断基準のいずれかを満たせばアナフィラキシーの可能性が非常に高いと考えます。

▶ 食物アレルギー診療ガイドライン 2021　第 7 章より

ポイント☞ アナフィラキシーと即時型反応に明確な線引きはなく、広く診断して早期治療を行うことが大切です。

5-3 アナフィラキシーの診断基準

アナフィラキシーの診断基準

いずれかを満たす場合、アナフィラキシーである可能性が非常に高い

1. 皮膚、粘膜、またはその両方の症状（全身性のじんましん、痒みまたは紅潮、口唇・舌・口蓋垂の腫脹など）が急速に（数分〜数時間で）発症した場合

皮膚症状

さらに、少なくとも
次の1つを伴う

重症の呼吸器症状

重症の循環器症状

重症の消化器症状

2. 典型的な皮膚症状を伴わなくても、患者さんにとって原因食物またはその可能性が極めて高いものを食べた後、血圧低下または気管支攣縮または喉頭症状が急速に（数分〜数時間で）発症した場合

血圧低下

または

気管支攣縮・喉頭症状

　アナフィラキシーを疑うべき診断基準は2つあり、いずれかの場合にはアナフィラキシーの可能性が非常に高いと考えるべきです。じんましんや皮膚の赤み、痒みがみられるときに、重症の呼吸器・循環器・消化器症状がみられた場合にはアナフィラキシーと診断します。もう一つは突然、重篤な症状のみが出現する場合です。

　皮膚・粘膜症状はアナフィラキシーの90％に認められ、アレルギー反応を疑うきっかけになりますが、皮膚症状がみられなくてもアナフィラキシーを否定してはいけません。原因となる食物や、その可能性が高いものを食べた後、急に顔色が悪くなったり、意識を失う、ぐったりするなどの血圧低下を疑う症状や、息ができなくなる、声が出なくなるなどの気管支攣縮・喉頭症状がみられた場合にはやはりアナフィラキシーを疑うべきです。原因食物を食べたかどうかが確認できなくても、症状に基づいて判断することが大切です。

▶ 食物アレルギー診療ガイドライン2021　第7章より

ポイント☝ アナフィラキシーの診断基準は、皮膚症状＋重症の呼吸器・循環器・消化器症状、または皮膚症状がなくても疑わしいものを食べた後に血圧低下または気管支攣縮・喉頭症状を認めることです。

5-4　アナフィラキシーへの初期対応①

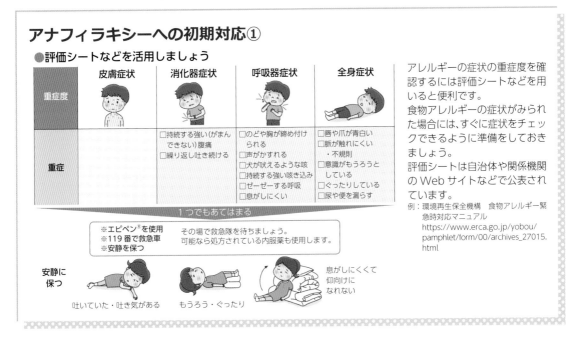

アナフィラキシーへの初期対応①

●評価シートなどを活用しましょう

	皮膚症状	消化器症状	呼吸器症状	全身症状
重症度				
重症		□持続する強い（がまんできない）腹痛 □繰り返し吐き続ける	□のどや胸が締め付けられる □声がかすれる □犬が吠えるような咳 □持続する強い咳き込み □ゼーゼーする呼吸 □息がしにくい	□唇や爪が青白い □脈が触れにくい・不規則 □意識がもうろうとしている □ぐったりしている □尿や便を漏らす

1つでもあてはまる

※エピペン®を使用
※119番で救急車
※安静を保つ

その場で救急隊を待ちましょう。
可能なら処方されている内服薬も使用します。

安静に保つ

吐いていた・吐き気がある　　もうろう・ぐったり　　息がしにくくて仰向けになれない

アレルギーの症状の重症度を確認するには評価シートなどを用いると便利です。
食物アレルギーの症状がみられた場合には、すぐに症状をチェックできるように準備をしておきましょう。
評価シートは自治体や関係機関のWebサイトなどで公表されています。
例：環境再生保全機構　食物アレルギー緊急時対応マニュアル
https://www.erca.go.jp/yobou/pamphlet/form/00/archives_27015.html

　いざというときに慌てないように、日常の定期的な訓練が重要です。日本学校保健会、東京都などが作成したマニュアルをもとに全員が同じように考えて動くことができるようにしましょう。学校では、教室に掲示しておくなど、すぐに確認できるように準備しておきましょう。

　緊急時には、症状の評価シートを参照し、予想される症状を重症度の高い順番から一つひとつ確認します。アナフィラキシーと判断したら、エピペン®を所持している場合にはすぐに使用し、同時に救急要請します。なるべく体を動かさずに仰向けに寝かせ足を少し高く挙げておきます。嘔吐しそうな場合には窒息しないように横向きに寝かせ、息がしにくい場合には少し体を起こします。急に立ち上がると意識を失ったりショックとなることがあるので、そのまま安静を保ち医療機関へ救急搬送します。エピペン®の効果は数分でみられますが、15分ほどで効果が切れてしまいます。一時的に症状が改善しても油断せずに、すぐに救急搬送しましょう。

▶ 食物アレルギー診療ガイドライン 2021　第7章より

ポイント👆　まず重症の症状がないかを評価シートで確認し、該当したらすぐ救急対応を開始します。

5-5　アナフィラキシーへの初期対応②

アナフィラキシーへの初期対応②

1		全身状態のチェック：顔色、意識状態、脈拍、呼吸などを確認する
2		助けを呼ぶ：学校であれば、他の職員を呼ぶ・救急車に連絡するなど 医療機関であれば、蘇生チームなどを呼ぶ
3		エピペン®が処方されている場合は使用する （医療機関であれば、アドレナリンを筋肉注射する）
4		仰向けにして足を挙上する体位にする

		医療機関での対応	医療機関ではない場合の対応
5	酸素	（呼吸状態が悪い場合）酸素投与を行う	
6	生理食塩水	（血圧低下などの症状がある場合）点滴ルートの確保 生理食塩水の急速静注	
7	心肺蘇生	呼吸停止や心停止をきたした場合は心肺蘇生を実施する	呼吸停止や心停止をきたした場合は心肺蘇生を実施する
8	チェック	定期的に脈拍、呼吸、血圧、酸素化（顔色）をチェックする	

『アナフィラキシーガイドライン2022』に沿った対応を確認します。異常を発見したときには素早く全身の状態を確認し、決してその場を離れずに助けを呼びます。どうやって周囲に知らせるかも普段から考えておくとよいでしょう。評価シートを活用して重症であった場合にはすぐにエピペン®を使用します。なるべく体を動かさないようにゆっくり仰向けに寝かせ足を少し高くします。医療機関では酸素投与や点滴を行います。呼吸や心臓が止まってしまった場合には、心肺蘇生を行います。医療機関に到達するまで5分おきに脈拍、呼吸、可能であれば血圧（手足の温かさ、脈拍）や酸素飽和度（顔や唇の色）を観察して記録しましょう。

▶ 食物アレルギー診療ガイドライン2021　第7章より

ポイント👆 医療機関に到着するまでの観察や体位のポイントを学びましょう。

5-6 症状が軽いとき（軽症〜中等症）への対応

症状が軽いとき（軽症〜中等症）：症状に合わせた治療

皮膚症状	呼吸器症状	消化器症状

  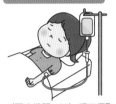

・抗ヒスタミン薬の内服

・気管支拡張薬の吸入
・（医療機関では）必要により酸素吸入

・（医療機関では）経口摂取が困難な場合は補液

●症状が中等症でも進行が急激なとき、以前にアナフィラキシーになったことがあるとき
家庭ではエピペン®、医療機関ではアドレナリンの筋肉注射やステロイド薬の投与を行うこともあります。

　最初にアナフィラキシーでなかった場合でも急に悪化することがあるため、5分おきに症状を確認・記録しながら、いつでもアナフィラキシーへの対応がとれるように準備します。明らかな重症の症状がなくても症状が急激に進行している場合や、過去にアナフィラキシーを起こしたことがある場合にはエピペン®を使用したほうがよいでしょう。エピペン®は早めに使用したほうが効果が得られますので、迷った場合にはアナフィラキシーとして対応するのが安全です。

　中等症以上の症状がみられた場合には医療機関を受診しましょう。皮膚の痒みには抗ヒスタミン薬の内服が有効ですが効果が現れるまでは時間がかかり、アナフィラキシーを予防できるわけではありません。軽度の呼吸器症状に対しては気管支拡張薬の吸入を試してもよいですが、苦しそうなときはエピペン®を使用しましょう。決して目を離さずに完全に症状が改善するまで観察を続けます。いったん症状が改善しても数時間後に再び悪くなる二相性反応がみられることがあるため注意が必要です。

▶ 食物アレルギー診療ガイドライン 2021　第7章より

ポイント☞　軽症・中等症では、症状に応じた投薬をしながら油断せずに観察を継続し、進行する場合にはアナフィラキシーとして対応しましょう。

5-7　一般向けエピペン® の適応

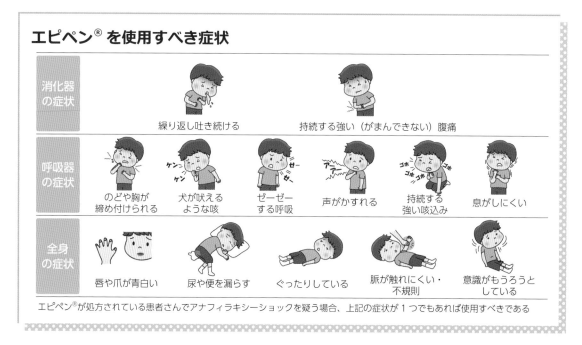

エピペン® を使用すべき症状

消化器の症状	繰り返し吐き続ける	持続する強い（がまんできない）腹痛
呼吸器の症状	のどや胸が締め付けられる／犬が吠えるような咳／ゼーゼーする呼吸／声がかすれる／持続する強い咳込み／息がしにくい	
全身の症状	唇や爪が青白い／尿や便を漏らす／ぐったりしている／脈が触れにくい・不規則／意識がもうろうとしている	

エピペン® が処方されている患者さんでアナフィラキシーショックを疑う場合、上記の症状が１つでもあれば使用すべきである

　医療従事者でない方でも必要なときに自信をもってエピペン® を使用できるように、2013 年に日本小児アレルギー学会から「一般向けエピペン® の適応」が公開されました。患者さん・保護者の方への説明、今後作成される保育所（園）・幼稚園・学校などのアレルギー・アナフィラキシー対応のガイドライン、マニュアル作成はすべてこれに沿った形で行われます。個人の考え方を推奨することは現場を混乱させるので慎まなくてはいけません。医療従事者でなくても理解しやすい平易な言葉で表現された 13 の症状が示されているのが特徴です。この症状は即時型症状の重症度分類にある「重症」と一致しています。エピペン® が処方されている患者さんでアナフィラキシーショックを疑うときは、これらの症状が一つでもあれば使用すべきです。全身の皮膚症状のみでは対象となりませんが、過去に重篤なアナフィラキシーの既往がある場合や、急速に症状が進行する場合には積極的に使用するほうがよいでしょう。

　声がかすれたり、犬やオットセイが吠えるような甲高い咳、のどが締め付けられる感じは悪化すると窒息してしまいます。ゼーゼー、ヒューヒューしたり会話が途切れる、肩で息をしているような場合も苦しいサインです。ぐったりしているかどうかの評価は難しいですが、呼びかけても反応しない場合やおもちゃに興味を示さない場合は危険です。泣いていたのに急に眠ってしまったり、静かになったときも悪化していることがあります。迷った場合にはエピペン® を使用しましょう。

▶ 食物アレルギー診療ガイドライン 2021　第 7 章より

ポイント 👆 アナフィラキシーが起こっている中で、エピペンを使用すべき基準について学びましょう。

5-8 エピペン® の処方が勧められる食物アレルギー患者

エピペン® の処方が勧められる食物アレルギー患者さん

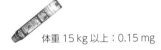 体重 15 kg 以上 : 0.15 mg   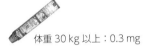 体重 30 kg 以上 : 0.3 mg

アナフィラキシーによる "一般向けエピペン® の適応※の症状" の既往がある

アナフィラキシーを発現する危険性が高い
- 呼吸器症状・循環器症状の既往
- 原因抗原の特異的 IgE 抗体値が強陽性
- コントロールできていないぜん息の合併
- 微量で客観的症状が誘発される

医師が必要と判断した場合
- 患者や保護者の希望
  ただし、使用する適応条件を十分に理解して、緊急時に自ら（保護者が）使用する意志があることを確認した上で処方すること
- 緊急受診する医療機関から遠方に在住
- 宿泊を伴う旅行　など

※日本小児アレルギー学会『一般向けエピペン® の適応』参照

『食物アレルギーの診療の手引き 2020』より一部改変

食物アレルギーによるアナフィラキシーは日常生活の中で起こることが多く、その場での治療が必要となります。これまで何度も繰り返し解説されたように、アナフィラキシーは急速に悪化し、できるだけ早いアドレナリン投与が入院率や死亡率を低下させます。投与するには筋肉注射が必要なため、医療従事者以外でも簡便に注射できるキット（エピペン®）があり、必要な患者さんが所持しています。体重 15kg（3 歳くらい）から使用可能となり、体重により 2 種類の製剤があります。過去にアナフィラキシーになったことがある場合や、アナフィラキシーとなる危険性が高いなど、医師が必要と判断した際に処方されます。症状がみられやすい要因として、微量の食物でも発症する場合や、誤食の機会が多い場合などが考えられます。重症化しやすい要因としては、検査結果が高値の場合や、コントロールされていないぜん息の患者さんの場合などがあります。社会的な要因として医療機関を受診するまでに時間がかかる場合や、航空機・船舶を利用する場合などが考えられます。特にリスクが高い患者さんや、国外、キャンプに行くときなどは医師の判断により 2 本処方されることもあります。

▶ 食物アレルギー診療ガイドライン 2021　第 7 章より

ポイント☝ アナフィラキシーになりやすい状況を理解し、エピペン® を所持すべき条件を学びましょう。

6-1　検査の流れ①

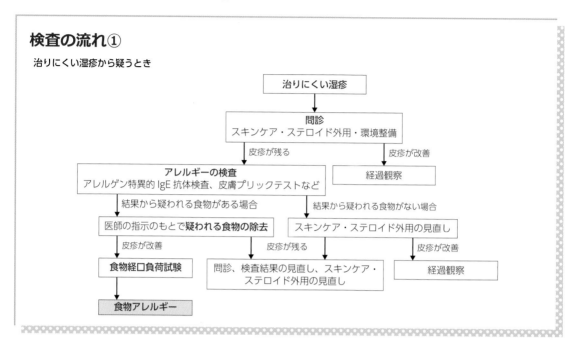

検査の流れ①

治りにくい湿疹から疑うとき

食物アレルギーの診断については、主に二つの状況が考えられます。一つは、乳児期にアトピー性皮膚炎の症状がみられ、それが食物アレルギーの関与を疑う場合です。もう一つは、特定の食物を食べた後にアレルギー症状が出現したという具体的なエピソードから食物アレルギーを疑う場合です。

● 治りにくい湿疹から疑うとき

まず医師が詳しく問診を行い、適切なスキンケア、ステロイド薬などの外用薬の使用、そして生活環境の見直しを提案します。しかし、症状が改善しない場合や、特定の食物を食べた後に湿疹が悪化する場合は、食物アレルギーが関与している可能性を疑います。その場合は、原因と思われる食物について、皮膚プリックテストや血液検査を行い、原因と考えられる食物が特定されたら1〜2週間除去する試験を行います。母乳を飲んでいる乳児の場合は、その食物そのもの（卵・牛乳）を母親が一時的に食べないようにすることもあります。食物を除去することで症状が改善した場合は、食物アレルギーの可能性が高くなりますので、食物経口負荷試験（「6-4」参照）を行います。特に乳児期では、まだ食べたことのない食物に対しても、アレルギー検査が陽性になることがあります。怖がってすぐに食物を除去するのではなく、離乳食をどのように進めるべきかを医師と相談しましょう。

▶ 食物アレルギー診療ガイドライン 2021　第 8 章より

ポイント👆 まず湿疹の治療をしっかり行った上で、特定の食物アレルギーの関与を調べていきます。

6-2　検査の流れ②

検査の流れ②

特定の食物を食べた後の症状から疑うとき

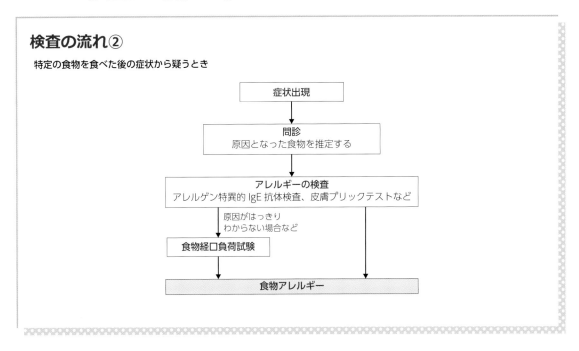

● 特定の食物を食べた後の症状から疑うとき

　即時型のアレルギー症状が起き、それが食物アレルギーが原因かもしれないと思われる場合は、その食物についてのアレルギー検査を行います。どの食物が原因かはっきりしない場合は、アレルギーに詳しい医師に相談することをお勧めします。アレルギー反応が現れた食物が明らかでアレルギー検査の結果と一致する場合は、食物アレルギーと診断することができます。症状が本当にアレルギー反応なのか疑わしい場合、複数の食物が原因かもしれない場合、どの程度の量で症状が現れるのか、また、症状がどれほど強いのかを詳しく調べたい場合などは、食物経口負荷試験で確認することもあります。

▶ 食物アレルギー診療ガイドライン 2021　第 8 章より

ポイント 原因食物が問診上明らかであれば、特異的 IgE 抗体検査で診断を確定することができます。

6-3 IgE 抗体検査の解釈

IgE 抗体検査の解釈

プロバビリティカーブのイメージ図（粗抗原）

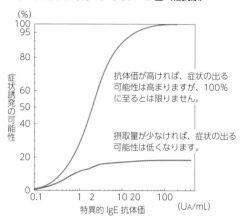

抗体価が高ければ、症状の出る可能性は高まりますが、100%に至るとは限りません。

摂取量が少なければ、症状の出る可能性は低くなります。

（縦軸）症状誘発の可能性（%）
（横軸）特異的 IgE 抗体価 (UA/mL)

実際のデータは、食物の種類や調理・加工法によって異なるので、この図の通りではありません。

コンポーネント特異的 IgE 抗体検査

食物	コンポーネント	カット値
小麦	ω-5 グリアジン	4.0 UA/mL
ピーナッツ	Ara h 2	4.0 UA/mL
クルミ	Jug r 1	0.98 UA/mL
カシューナッツ	Ana o 3	2.2 UA/mL

（イムノキャップ法）

・上記の検査では、カット値を超えた結果の場合は日常摂取量まで食べればほぼ 100%症状が現れることがわかっています。
・一方、粗抗原の IgE 抗体検査が陰性であれば、アレルギー症状が現れる可能性は極めて低いといえます。
・粗抗原が「陽性」で、上記コンポーネントがカット値以下であれば、食物経口負荷試験で症状の有無を確認するとよいでしょう。

　血液検査（特異的 IgE 抗体検査）は、体の中に目的とするアレルゲンに対する IgE 抗体があるかどうかを調べるものです。そのアレルゲンで症状が現れたことが明らかな場合は、IgE 抗体が検出される（検査が陽性）ということで食物アレルギーの診断は確定します。しかし、検査が陽性であっても、症状が現れるとは限らないので、検査結果だけでアレルギーがあると決めつけないことが大切です。

● 粗抗原に対する IgE 抗体検査

　「卵白、牛乳・小麦」などのアレルゲン全体（粗抗原）に対する IgE 抗体を調べる検査には、いくつかの方法があります。代表的な検査法はイムノキャップ法（結果の単位 UA/mL）やアラスタット法（IUA/mL）があり、結果の単位で見分けることができます。

　検査結果と、摂取時の症状誘発の可能性を示す図を「プロバビリティカーブ」といい、結果を解釈する参考になります。結果が高い値をとれば、症状が誘発される可能性は高まりますが、実際のデータは食物の種類や調理・加工法によって異なるので、主治医からよく説明を受けましょう。

　検査が陰性であれば、アレルギー症状が現れる可能性は極めて低い、または出現した症状が IgE 依存性のアレルギーによるものではないことが考えられます。

　結果が高値であっても、アレルギー症状が 100%出現する値を見出すことは難しく、大量に食べれば症状が現れる場合でも、少量の摂取は可能なこともあります。正確な診断や、食べられる範囲をみいだすためには、食物経口負荷試験を受けて確定することが有用です。

● アレルゲンコンポーネントに対する IgE 抗体検査

　表にあるアレルゲン食物（小麦、ピーナッツ、クルミ、カシューナッツ）では、症状誘発に関与する特定のコンポーネント（「2-2」参照）に対する IgE 抗体検査（イムノキャップ法）が利用できます。一定のカット値以上の結果を示す場合は、日常摂取量を食べればほぼ確実に症状が出現することがわかっているので、危険な食物経口負荷試験を受けなくても、除去をするという判断が可能です。

　粗抗原の IgE 抗体が「陽性」で、コンポーネントの結果がカット値以下の場合は、食物経口負荷試験を行って診断を確定することが望ましいといえます。

● 特定の食物を食べた後の症状から疑うとき
　少量の血液で一度に多くの項目を調べる検査もありますが、食べても平気な食物にまで陽性に出ることもあるため、結果だけをみてアレルギーがあるとは考えずに、主治医からよく説明を受けるようにしてください。

▶ 食物アレルギー診療ガイドライン 2021　第 8 章より

ポイント☝　検査結果が陽性というだけでアレルギーと決めつけないように、結果の読み方を学びましょう。

6-4 食物経口負荷試験

食物経口負荷試験の方法

総負荷量

負荷試験で食べる量 (総負荷量)	鶏卵	牛乳	小麦	ピーナッツ クルミ カシューナッツ アーモンド
少量	加熱全卵 1/32～1/25 個相当 加熱卵白 1～1.5g	1～3 mL 相当	うどん 1～3 g	0.1～0.5 g
中等量	加熱全卵 1/8～1/2 個相当 加熱卵白 4～18g	10～50 mL 相当	うどん 10～50 g	1～5 g
日常摂取量	加熱全卵 2/3～1 個相当 加熱卵白 25～35g	100～200 mL 相当	うどん 100～200 g 6枚切り食パン 1/2～1 枚	10 g

摂取間隔および分割方法の例

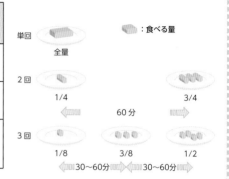

患者さんの既往歴・検査結果・現在の摂取状況などから負荷食品と総負荷量を決め、次いで分割方法と摂取間隔を選択します。

食物経口負荷試験（oral food challenge, OFC）とは、食物アレルギーの原因だと疑っている、または原因だとわかっている食物を実際に食べて誘発症状が起こるかどうかを確認する検査です。

OFC は、食物アレルギーを診断するために行うだけでなく、誘発症状を起こさずに安全に食べられる量の確認や、誘発症状を起こさずに原因食物を食べられるようになる「耐性」を獲得したかどうかを調べるために行います。ただし、強い症状が誘発されることもあるので、OFC を行うタイミングや方法を慎重に検討し、症状が誘発されても対応できる体制を整えて実施します。

OFC では、どのような食品を食べるのか（負荷食品）、どれだけの量を食べるのか（総負荷量）を患者さんに合わせて計画します。リスクのある患者さんには、安全のために総負荷量を少量にした OFC から実施します（表）。負荷食品を食べるときには、総負荷量を 1 回で食べるか、2～3 回に分割します（図）。分割する場合には摂取間隔は 30～60 分とされていますが、遅れて症状が誘発されることがあるため、摂取間隔を十分にあけて実施します。

OFC が陰性の場合には、家庭で「総負荷量を超えない範囲」の原因食物を食べることができます。一方、陽性の場合には、食物除去を継続するのが原則ですが、「これまで食べていた量」や OFC の結果から「安全に食べられると考えられる量」を食べることもできます。いずれの場合も、症状を起こさないで食べられるように主治医と相談して進めます。

▶ 食物アレルギー診療ガイドライン 2021　第 9 章より

ポイント　食物経口負荷試験の計画では、まず負荷食品と総負荷量を決め、次に分割方法を決めます。

7-1 食物アレルギー管理の原則

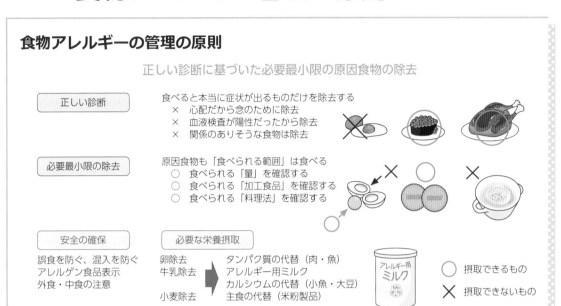

食物アレルギーの管理の原則

正しい診断に基づいた必要最小限の原因食物の除去

正しい診断	食べると本当に症状が出るものだけを除去する
	× 心配だから念のために除去
	× 血液検査が陽性だったから除去
	× 関係のありそうな食物は除去

必要最小限の除去	原因食物も「食べられる範囲」は食べる
	○ 食べられる「量」を確認する
	○ 食べられる「加工食品」を確認する
	○ 食べられる「料理法」を確認する

安全の確保	必要な栄養摂取
誤食を防ぐ、混入を防ぐ	卵除去 → タンパク質の代替（肉・魚）
アレルゲン食品表示	牛乳除去 → アレルギー用ミルク
外食・中食の注意	カルシウムの代替（小魚・大豆）
	小麦除去 → 主食の代替（米粉製品）

○ 摂取できるもの
× 摂取できないもの

　食物アレルギー管理の原則は、「正しい診断に基づいた必要最小限の原因食物の除去」です。

　医師に正しく診断された食物（原因食物）だけを除去します。「念のため」「心配だから」という理由だけで、除去をしないことが大切です。例えば、鶏卵アレルギーでも魚卵や鶏肉はアレルゲンが異なるため、除去する必要はありません。

　除去は必要最小限とすることが望まれます。アレルギーの原因食物でも症状が現れない範囲の量や、加熱・調理により症状なく食べられるものは、医師の指示に従って自宅で食べることができます。小麦や大豆、魚のアレルギーであっても、醤油、味噌、油、出汁などは食べられることが多いので、症状が現れなければ除去する必要はありません。鶏卵アレルギーでも、卵黄やクッキーなら食べられる場合があります。具体的にどのくらいまで食べてよいか、どのような調理法がよいかは医師や管理栄養士に確認しながら進めましょう。

　生活の中での誤食防止にも注意が必要です。アレルゲンの誤食・混入を防ぐこと、外食・中食を含めて食品表示の決まりを理解することなどが重要です。

　食物を除去することで栄養状態が悪化しないように、主食、主菜、副菜のバランスを考えながら、たくさんの種類の食品を取り入れるように工夫しましょう。特に、乳製品を除去する場合には、カルシウムが不足しないようにアレルギー用ミルクや他の食品から意識して補ってください。

▶ 食物アレルギー診療ガイドライン 2021　第 10 章より

ポイント👆 「正しい診断」で不必要な除去食物をなくし、原因食物も「食べられる範囲は食べる」ことが原則です。

7-2　誤食予防

誤食・接触防止

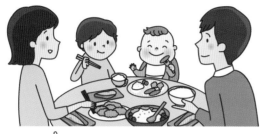

・アレルゲンを持ち込まない
・専用の食器、事前に取り分け
・きょうだいのとり合い防止
・アレルゲン食品表示の確認

名称	クラッカー
原材料	小麦粉、植物油脂、砂糖、ぶどう糖果糖液糖、食塩、モルトエキス、膨張剤
内容量	100 グラム
保存方法	×××

牛乳の噴射

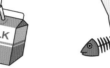
生ゴミを触る

食品同士の接触

調理場での混入

　お子さんが幼いうちは、アレルゲンを含む食品を家庭内にできるだけ持ち込まないようにしましょう。アレルギーのないきょうだいがいる家庭では、本人の前でアレルゲンを含む食品を食べないことや、ゴミ箱を含めて手の届くところにアレルゲンを含む食品を置かないように注意します。アレルゲンが含まれているかどうかは表示を確認し、わかりにくい場合は製造者に問い合わせてみましょう。

　アレルゲンの混入を避けるため、患者さんの食事を先に調理するようにします。また、煮物や鍋など取り分けて食べるメニューにアレルゲンを含む食品を使用する場合は、先に患者さんの分を確保してから調理するようにしましょう。他の家族が牛乳を飲んだコップにアレルゲンが入っていない飲み物を継ぎ足して飲むことや、食品同士の接触、調理場での混入にも注意する必要があります。

　たまたま訪問した祖父が、母親の知らない間にアレルゲンを含む食品を食べさせてしまいアレルギーが生じた事例があります。家族だけでなく、よく訪れる友人などともアレルギー情報が共有できるように、原因食品を書いたカードを携帯したりどこかに貼っておいたり、食べられる加工食品一覧を貼り付けたりして誤食予防に努めましょう。

▶ 食物アレルギー診療ガイドライン 2021　第 10 章より

ポイント 🖐 年齢や重症度に応じて、接触も含む生活上のさまざまな面で注意が必要です。

7-3 代替食品

代替食品の栄養素の目安

エネルギー　150kcal の目安		
ごはん	おにぎり中1個	100g
食パン	6枚切り1枚	60g
米粉パン	約1枚	60g
うどん(ゆで)	約3/4玉	160g
さつまいも(蒸し)	小1本	120g
じゃがいも(蒸し)	中2個	190g

たんぱく質　6g の目安		
鶏卵	M玉1個	50g
肉(赤身)	薄切り2枚	25〜35g
魚	1/2切	25〜35g
豆腐(木綿)	1/4丁	85g
牛乳	コップ1杯	180mL

ビタミンD　1μg の目安		
焼き鮭(べにざけ)	1口	3g
しらす干し(半乾燥)	小さじ1	2g
ツナ缶(水煮)	1/2缶	35g
卵黄	1/2個	8g
乾燥きくらげ	1片	1g
干ししいたけ	2本	6g

カルシウム　110mg の目安		
普通牛乳	コップ1/2杯	100mL
アレルギー用ミルク	コップ1杯	200mL
調整豆乳	コップ2杯弱	360mL
豆腐(木綿)	1/3丁	120g
しらす干し(半乾燥)	大さじ4	20g
さくらえび(素干し)	大さじ1〜2杯	5g
干しひじき	大さじ1〜2杯	10g
切干大根(乾)	小鉢1/2皿	20g
まいわし(丸干し)	1/4尾	25g
ごま	大さじ1	10g
小松菜(ゆで)	2株	75g

鉄　1mg の目安		
豚レバー	1切れ	8g
鶏レバー	1/4羽分	11g
牛モモ肉(赤身)	薄切り2枚	35g
あさりむきみ	6〜7個分	25g
卵黄	1個	20g
豆腐(木綿)	1/4丁	65g
オートミール	1/4カップ	25g
ほうれんそう(ゆで)	3株	110g
小松菜(ゆで)	1.5株	50g

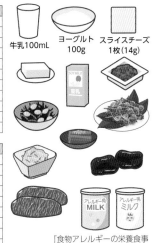

牛乳100mL　ヨーグルト　スライスチーズ
100g　1枚(14g)

『食物アレルギーの栄養食事
指導の手引き2022』より

　多くの原因食物は、適切に代替食品を摂取すれば、栄養素不足になることはありません。しかし、代替食品を利用しても牛乳除去におけるカルシウム不足と、魚類除去におけるビタミンD不足には注意が必要です。

　牛乳アレルギーの人は、カルシウムを豊富に含む食材を日常的に意識して摂取することが必要です。しかし、一般的にカルシウムを豊富に含むといわれる海藻、小魚、野菜類（小松菜、チンゲンサイなど）は、1回の摂取量を考えると、牛乳を除去した分を補うために十分な量を含んでいるとはいえません。

　例として牛乳100mLのカルシウムに相当する食品を示していますが、小松菜は2株以上、しらす干しは50g以上が目安になります。効率的にカルシウムを摂取するためには、大豆やアレルギー用ミルクによる補給が勧められます。アレルギー用ミルクは味と価格の問題があり、長期に続けることが困難ですが、大豆乳や大豆製品はそれよりも安価で生活に取り入れやすい食材です。

　日本人はビタミンDの摂取を魚類由来に依存しているため、魚類除去を行うと、摂取不足に陥る可能性があります。ビタミンDはカルシウムの有効利用に働き、骨の成長に不可欠です。魚類以外でビタミンDを多く含み、かつ手に入りやすいものとして、きくらげ、まいたけ、しいたけなどが挙げられます。乾燥きくらげはビタミンDを85μg/100g含み、摂取基準に照らすと成人であれば乾燥きくらげを6〜12g摂取するとよいことになります。

▶ 食物アレルギー診療ガイドライン2021　第10章より

ポイント👆 食べられない食品に替えて食べる食品の種類や必要量を確認しましょう。

7-4　食べられる範囲を食べる

小児の耐性獲得を目指す食物アレルギーの診断・管理

食物アレルギーの疑いまたは確定診断

食物経口負荷試験
問診および特異的 IgE 抗体検査・皮膚プリック試験の
結果を参考に負荷量を決定

総負荷量「少量」 → 陰性 → 総負荷量「中等量」 → 陰性 → 総負荷量「日常摂取量」

陽性 ※ ｜ 「少量」までを摂取する指導 ｜ 陽性 ｜ 「中等量」までを摂取する指導 ｜ 陽性　陰性

完全除去 ｜ 負荷量と症状の程度を加味して"食べられる範囲"を指導 ｜ 除去解除

食物経口負荷試験に基づいた栄養食事指導

※少量の食物経口負荷試験でアナフィラキシーを誘発した症例や繰り返し陽性となる場合には専門の医療機関への紹介を考慮する

これは個人の食べられる範囲(摂取可能量)に合わせて除去解除を目指す場合の考え方である。保育所および学校の集団給食でのアレルギー対応は、「保育所におけるアレルギー対応ガイドライン」(厚生労働省)および「学校給食における食物アレルギー対応指針」(文部科学省)に従う

『食物アレルギーの栄養食事指導の手引き2022』より

　食物経口負荷試験（OFC）の結果に基づき、アレルゲン食品を食べていくための栄養食事指導が行われます。これまでの症状や検査結果にもよりますが、完全除去中であれば、まず少量の OFC を行います。陽性であった場合は完全除去を継続するのが基本です。

　少量の OFC が陰性の場合は、その総負荷量を超えない範囲を繰り返し摂取して、安全性を確認します。少量を安全に摂取できる場合には、中等量の OFC に進みます。その結果が陰性であれば、そこで確認された安全量までを、繰り返し自宅で摂取します。中等量の幅は広いため、総負荷量を増量しながら OFC を数回繰り返すことにより、摂取量を増やしていくこともあります。摂取可能な量と同時に、それを超えない範囲で摂取できる料理や加工食品なども指導することで、食生活の幅を広げ、本人の意欲を高めることも心がけるようにします。

　日常摂取量は小学生の場合、加熱鶏卵 1 個、牛乳 200mL、うどん 200g が目安となります。家庭における摂取量の問診、または OFC によって日常摂取量の摂取が可能であることが確認されれば、食生活における除去の解除を考慮できます。その場合でも、異なる加工食品や調理法、摂取後の運動、体調不良時などに症状が誘発される場合があるため、それらを含めて確認した上で除去解除を許可します。

　学校給食では、牛乳と小麦の日常摂取量を超える献立があり、摂取直後に運動する場面も多いため、それらを考慮して給食の解除を許可するようにします。

▶ **食物アレルギー診療ガイドライン 2021　第 10 章より**

ポイント 👆 食物経口負荷試験を繰り返し受けながら、安全に食べられる量を増やしていく道筋を学びましょう。

7-5　ワクチン、くすり

食物アレルギーの患者さんが注意を要する医薬品

投与禁忌の医療用医薬品

	含有成分	商品名	薬効分類
鶏卵	リゾチーム塩酸塩	ムコゾーム点眼液、リフラップシート、リフラップ軟膏	酵素製材
牛乳	タンニン酸アルブミン	タンナルビンなど	止瀉剤、整腸剤
	耐性乳酸菌	ラックビーR散、耐性乳酸菌散	活性生菌製剤
	カゼイン	アミノレバンEN配合散、イノラス配合経腸用液、エネーボ配合経腸用液、エンシュア・H、エンシュア・リキッド、ラコールNF配合経腸用半固形剤、ラコールNF配合経腸用液	タンパクアミノ酸製剤
		ミルマグ錠	制酸剤、下剤
ゼラチン	ゼラチン	エスクレ坐剤	催眠鎮静剤、抗不安剤

投与禁忌の一般医薬品など

	含有成分	商品名／品目数*	薬効分類
鶏卵	塩化リゾチーム（リゾチーム塩酸塩）	55品目	かぜ薬(20)、鼻炎用内服薬(15)、鎮咳去痰薬(11)、口腔咽頭薬(トローチ剤)(7)、一般点眼薬(1)、歯痛・歯槽膿漏薬(1)
牛乳	タンニン酸アルブミン	8品目	止瀉薬
	CPP-ACP（リカルデント）	ジーシーMIペースト	口腔ケア用塗布薬
		リカルデントガム	特定保健用食品

*：2020年11月現在の品目数

塩化リゾチームの処方薬はなくなったが、市販薬には含まれるものがある

乳糖を含有する吸入治療薬

	商品名
ぜん息治療薬	アズマネックスツイストヘラー 100μg/200μg
	アニュイティ100μg/200μg エリプタ
	フルタイド50/100/200 ディスカス
	アテキュラ吸入用カプセル 低用量/中用量/高用量
	アドエア100/250/500 ディスカス
	シムビコートタービュヘイラー
	ブデホル吸入粉末剤 「JG」／「MYL」／「ニプロ」
	レルベア100/200 エリプタ
	エナジア吸入用カプセル中用量/高用量
	テリルジー100/200 エリプタ
	セレベント25/50 ロタディスク
	セレベント50 ディスカス
	メプチンスイングヘラー10μg吸入
インフルエンザ治療薬	イナビル吸入粉末剤20mg
	リレンザ

牛乳アレルギー患者の多くは乳糖を食べても問題ないが、吸入すると気道内で微量の乳成分がアレルギー反応が起きることがある

『食物アレルギー診療ガイドライン2021』より一部改変

　卵白由来の塩化リゾチームは、病院で処方される薬には含まれないようになりましたが、薬局で購入できる一般用の医薬品には用いられています。

　タンニン酸アルブミンはタンニン酸とカゼインより合成され、止痢薬として用いられています。乳糖は牛乳を原材料として作成されており、乳糖1gに対して数μgと微量ですが牛乳タンパク質が含まれています。内服により症状を誘発することはほとんどありませんが、ドライパウダー式吸入薬（吸入ステロイド薬やインフルエンザ治療薬）では強い呼吸器症状を誘発する可能性があります。また、カゼイン由来のCPP-ACPが歯科治療で使われたり、齲歯予防のリカルデントとして口腔ケア製品やガムに含まれていることがあります。

　インフルエンザワクチンの添付文書には、「本剤の成分又は鶏卵、鶏肉、その他鶏由来のものに対して、アレルギーを呈するおそれのある者」は「接種要注意者（接種に注意が必要）」、「本剤の成分によってアナフィラキシーを呈したことが明らかな者」は「接種不適当者（接種してはいけない）」と記載されています。しかし、鶏卵アレルギー患者さんに接種しても重篤な副反応の報告はないため、鶏卵アレルギーの患者さんであっても一般的には接種可能です。インフルエンザワクチン接種後のアナフィラキシーは鶏卵由来のタンパクではなく、インフルエンザウイルスの成分によるものであることが報告されています。接種してよいか判断が困難な場合は、アレルギーまたは予防接種の専門医にお問い合わせ下さい。

▶ 食物アレルギー診療ガイドライン2021　第10章より

ポイント☝　アレルギーを起こす食品成分を含む医薬品について学びましょう。

7-6　子どもへの接し方

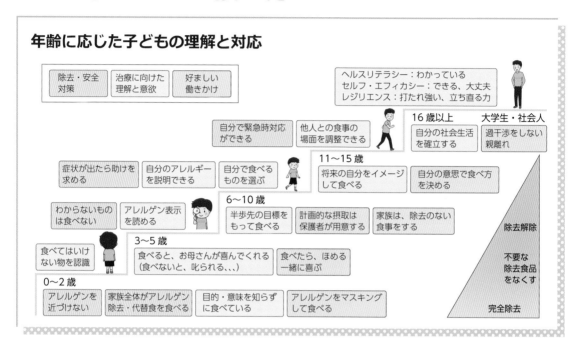

食物アレルギーを持つお子さんへの望ましい接し方は年齢により異なります。おおよそ3歳未満ではアレルゲンを環境から除くようにして、以降は食べる前に必ず食べられるかどうかを保護者に確認するように導きます。

学童期まで食物除去が必要な場合は、幼児期から続く除去食が習慣化して除去食品は食べられないと思い込む場合やアナフィラキシーのつらい記憶が残る場合があり、たとえ陰性を確認した後でも自ら進んで食べない傾向があります。本人の意向を尊重し、嗜好も考慮して、必要最小限の食物除去となるように導きましょう。

学童期以降は、食品表示の見方などを本人が医師や管理栄養士から直接学ぶ機会を設けることも有用です。薬剤の管理や日誌の記載など、自分でできそうなところから始めて「自分でできる」という自信を高めるとよいでしょう。

思春期になると、保護者から離れ、友人との交流が深まるにつれて外食の機会も増えていきます。忙しくとも、あえて食物経口負荷試験（OFC）で病気と向き合う機会を作り、病気の仕組みや食品表示の見方、緊急時の対応などについて医療者と1対1で話し合うことも重要です。また、将来の見通しをイメージするように働きかけることが重要です。このことによりOFCや治療の必要性に気がつくことがあります。

16歳以降は自立に向けた話し合いを行います。食品選択や他者との関わり、緊急時対応まで自分で自信を持って行うことができるようにします。

▶ 食物アレルギー診療ガイドライン2021　第10章より

ポイント👍 子どもの年齢に応じて、本人の理解や周囲からの働きかけ方が変化していくことを学びましょう。

8-1 経口免疫療法の概要

経口免疫療法の概要

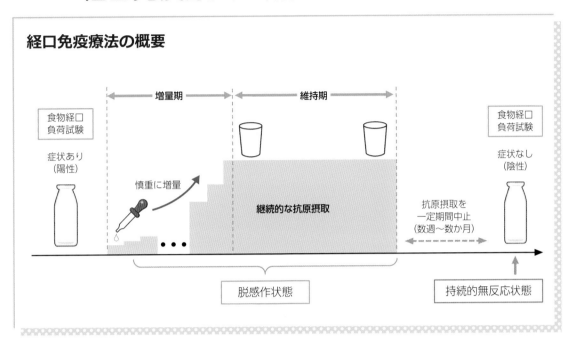

概要：経口免疫療法（oral immunotherapy, OIT）は、自然経過では治りにくい患者さんに対して、少量から摂取させて症状なく食べられる状態を目指す治療です。ただし、重篤な症状が現れる危険性があるため、専門の医療機関のみで行われます。

方法：対象者は即時型食物アレルギーのうち自然経過では治りにくい患者さんです。食事指導によって食べられるようになる人や、血液検査のみで疑われ確定診断されていない患者さんは対象外です。

　事前の食物経口負荷試験（OFC）で症状が現れる量（症状誘発閾値）を確認し、症状誘発閾値よりも少ない量から、症状が現れない範囲で摂取量を慎重に漸増します。目標量に到達したら、同量の摂取を長期間継続します。継続的に摂取して症状が現れない状態を「脱感作」といいます。脱感作状態を継続した後に、数週から数か月の一定期間、摂取を中止しても症状が現れない「持続的無反応」をOFCで確認することもあります。

有効性と副反応：鶏卵、牛乳、ピーナッツの即時型食物アレルギーの場合に食べられる量を増やす効果があります。しかし、すべての患者に効果があるとは限らず、食物アレルギーが完全に治るわけではありません。また、OIT中は摂取に伴いアレルギー症状が誘発されるリスクがあり、体調不良や摂取後の運動により前日まで摂取できていた量でアナフィラキシーが起こることもあります。

推奨：OITを実施するのは、治療の限界や危険性を熟知し、日常的にOFCでの症状誘発に対応している専門の医師です。OITは一般診療ではないため、専門の医師らで構成される倫理委員会の承認を得て実施します。

▶ 食物アレルギー診療ガイドライン2021　第11章より

ポイント☞　専門医療機関で行われる経口免疫療法の概要を学びましょう。具体的な方法は、施設により異なります。

各 論

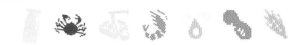

9-1 鶏卵

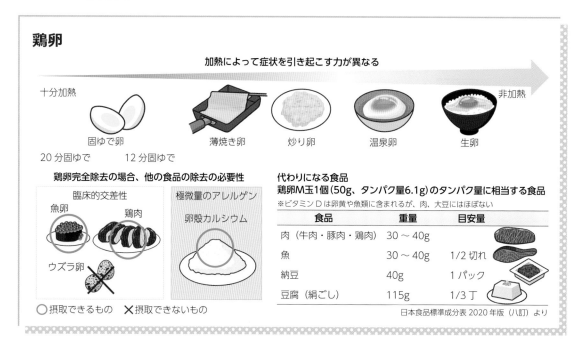

● 鶏卵即時型アレルギーで注意すること：加熱によって症状を引き起こす力が異なる

　完全除去の場合は、鶏卵だけではなく、鶏卵を含む加工食品も食べられません。鶏卵を含む加工食品には、パン、練り製品（かまぼこやはんぺんなど）、ハム、ウインナー、揚げ物、ハンバーグ、洋菓子類、マヨネーズなどがあります。鶏卵は、高温かつ長時間の加熱をすることによってアレルギー反応を起こす可能性が低くなります。鶏卵アレルギーがあってもアレルギー反応を起こさない範囲や調理法を理解していれば、その範囲内で食べることができます。

● 鶏卵完全除去の場合、他の食品の除去の必要性

　鶏卵アレルギーに関連する食品：鶏卵アレルギーでは、ウズラ卵、アヒル卵にも症状が現れることが多い一方、鶏肉、魚卵は鶏卵とは異なるタンパク質であるため、基本的には問題ないとされています。

　微量に鶏卵成分を含む食品：卵殻カルシウムはほとんど卵タンパク質を含まないため、焼成、未焼成ともに鶏卵アレルギーがあっても摂取可能です。ただし、卵成分が皮膚を通して入ったり、吸い込んだ場合には、食べるよりも症状が誘発されやすくなる可能性があります。

● 代わりになる食品

　栄養素：鶏卵を除去するときは、栄養面では複数の動物性、植物性タンパク質食品を組み合わせることによって代替可能です。ただし、ビタミン D は魚類や日光浴などで補うのが望ましいです。

▶食物アレルギー診療ガイドライン 2021　第 12 章より

ポイント👆 加熱・調理法により反応の起きやすさが変化します。

9-2 牛乳

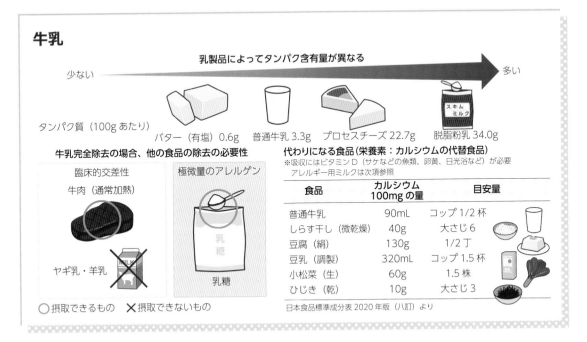

牛乳

乳製品によってタンパク含有量が異なる

少ない ← → 多い

タンパク質（100gあたり）
バター（有塩）0.6g 普通牛乳 3.3g プロセスチーズ 22.7g 脱脂粉乳 34.0g

牛乳完全除去の場合、他の食品の除去の必要性

臨床的交差性

牛肉（通常加熱）

ヤギ乳・羊乳

極微量のアレルゲン

乳糖

乳糖

○摂取できるもの ✕摂取できないもの

代わりになる食品（栄養素：カルシウムの代替食品）
※吸収にはビタミンD（サケなどの魚類、卵黄、日光浴など）が必要
　アレルギー用ミルクは次項参照

食品	カルシウム 100mg の量	目安量
普通牛乳	90mL	コップ 1/2 杯
しらす干し（微乾燥）	40g	大さじ 6
豆腐（絹）	130g	1/2 丁
豆乳（調製）	320mL	コップ 1.5 杯
小松菜（生）	60g	1.5 株
ひじき（乾）	10g	大さじ 3

日本食品標準成分表 2020 年版（八訂）より

● **牛乳即時型アレルギーで注意すること：乳製品によってタンパク含有量が異なる**

　完全除去の場合は、牛乳を含む加工食品も摂取できません。牛乳を含む加工食品にはヨーグルト、チーズ、バター、生クリーム、乳酸菌飲料、アイスクリーム、パン、ハム、ウインナー、チョコレートなどがあります。牛乳アレルギーがあってもアレルギー反応を起こさない食物の範囲を理解していれば、その範囲内で食べることができます。タンパク質がどの程度入っているか、摂取できる食品と量を判断します。小麦粉と混ぜて高温で加熱するとアレルギーを引き起こす力が弱くなりますが、重症な方では加熱調理でも強い症状が起きることがあります。

● **牛乳完全除去の場合、他の食品の除去の必要性**

　牛乳アレルギーに関連する食品：牛肉は通常通り加熱して摂取しても問題となることはほとんどありません。一方、ヤギ乳や羊乳は症状が現れる可能性が高いです。

　乳糖：乳糖は糖の一種です。製造過程において微量の牛乳タンパク質が残存する可能性がありますが、一部の重症な方を除いて摂取可能です。飲み薬に含まれている乳糖はほとんど問題になりませんが、一部の吸入薬や注射薬に含まれているものは注意が必要な場合があります。

● **代わりになる食品**

　牛乳除去によりカルシウムが不足しやすいため、カルシウム豊富な食品や、アレルギー用ミルクを食事に取り入れることが望まれます。また、カルシウムの吸収にはビタミンDが必要です。ビタミンDにはサケなどの魚類などに多く含まれます。また、日光浴によっても生成されます。

▶ 食物アレルギー診療ガイドライン 2021　第 12 章より

9-2 資料

ミルクアレルゲン除去食品

分類	加水分解乳		アミノ酸乳	調製粉末大豆乳
商品名	ミルフィー HP®	ニュー MA-1®	エレメンタル フォーミュラ®	和光堂ボンラクト®i
メーカー	明治	森永乳業	明治	アサヒグループ食品
標準調乳濃度	14.5%	15%	17%	14%
最大分子量 (Da)	3,500	1,000	アミノ酸	—
浸透圧 (mOsm/kg/H₂O)	280	320	400	290
原材料	乳清分解物	ガゼイン分解物	精製結晶 L-アミノ酸	分離大豆タンパク
栄養素 (標準調乳 100mL の 含有量) エネルギー (kcal)	67.0	69.9	66.5	67.2
たんぱく質 (g)	1.7	2.0	2.0	1.8
脂質 (g)	2.5	2.7	0.4	2.9
炭水化物 (g)	9.6	9.5	13.4	8.7
ビオチン (μg)	1.6	2.3	1.6	1.4
亜鉛 (mg)	0.4	0.5	0.5	0.5
カルシウム (mg)	53.7	60.0	64.6	53.2
セレン (μg)	0.0	0.9	0.0	1.0*
鉄 (mg)	0.9	0.9	1.1	1.0
カルニチン (mg)	1.3	1.8	1.3	0.84

＊：社内分析値

　調製粉乳を必要とする乳児ではアレルギー用ミルクを使用します。牛乳タンパク質を酵素分解して分子量を小さくした「加水分解乳」は、最大分子量が小さいほうが症状が誘発されにくくなりますが、乳製品としての風味は損なわれて哺乳に工夫が必要な場合があります。

　アミノ酸乳は、通常の調乳条件では浸透圧が高いため下痢を生じやすく、脂質含有量も少なくなっています。他の加水分解乳が使えない場合に限って使用することを検討します。

　調製粉末大豆乳は、半消化した大豆タンパク質で作られていて、風味や溶解性もよく使いやすいミルクです。

　どのミルクを選択するかは、医師と相談して決めましょう。

▶食物アレルギー診療ガイドライン 2021　第 12 章より

ポイント👆 乳製品によって、含有するタンパク質量が異なります。

9-3　小麦

小麦

小麦完全除去の場合、他の食品の除去の必要性

臨床的交差性

大麦＊

極微量のアレルゲン

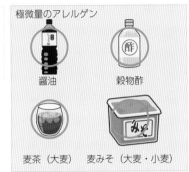

醤油　　　　穀物酢

麦茶（大麦）　麦みそ（大麦・小麦）

○ 摂取できるもの　　✕ 摂取できないもの
△ ω-5 グリアジン特異的 IgE 抗体価高値の重症など
　では症状を起こす可能性がある

＊：押し麦、丸麦、もち麦、はったい粉などのさま
　　ざまな呼称がある

小麦の代わりになる食品

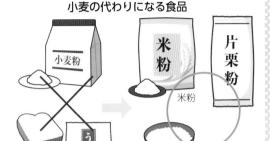

小麦粉

うどん

米粉

片栗粉

米粉

米飯

米粉パン
米麺など

市販の米粉パンでは小麦グルテンが添加されていることがあり確認が必要。小麦不使用の商品でも、小麦粉を扱う調理場で作られたものには小麦が混入している可能性があるので注意

● 小麦即時型アレルギーで注意すること

　完全除去の場合は、小麦だけではなく、小麦を含む加工食品も食べられません。小麦を含む加工食品には、パン、うどん、スパゲティ、中華麺、麸、お好み焼き、揚げ物、カレーやシチューのルウ、洋菓子、和菓子などがあります。

● 小麦完全除去の場合、他の食品の除去の必要性

　大麦：小麦と同じ麦類の中には、大麦があります。麦ごはんに使用されますが、小麦アレルギーで反応する場合があるので、食べられるかどうかは医師の確認が必要です。大麦は、表示義務ではない上に、原材料の名称も、押し麦、もち麦、丸麦、はったい粉などとさまざまで、誤食の原因となりやすいため注意が必要です。

　微量を含む食品：醤油は小麦から作られますが、その製造過程でアレルギーを引き起こす性質はなくなりますので、基本的には食べることができます。味噌や醸造酢、大麦から作られる麦茶も、ほとんどの場合食べることができます。

● 代わりになる食品

　栄養素：小麦の完全除去をする場合、主食を米中心にすることで栄養素不足は生じにくくなります。
　調理：小麦粉でできたパン、麺などの代わりには、米粉などでできたパンや麺などを利用します。小麦粉の代わりでは、米粉や片栗粉、とうもろこし粉、雑穀粉などを使用します。

　ただし、アレルギー対応をしていない市販の米粉パンには、小麦グルテンが添加されていることもあり、誤食の原因となりやすいため注意が必要です。また、原材料として使用していなくても同一空間で小麦を使用している場合は、調理の過程で混入することがあります。重症の小麦アレルギーでは、店頭販売や外食、粉類を使用した輸入品では混入する可能性があり注意が必要です。

▶食物アレルギー診療ガイドライン 2021　第 12 章より

ポイント👆　小麦粉を他の食材に代替する料理、小麦を含まない加工食品の情報を集めて利用しましょう。

9-4　ピーナッツ・木の実類

ピーナッツ・木の実類の外見と分類

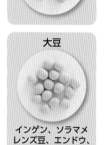
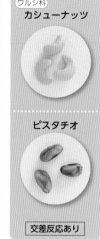
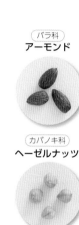
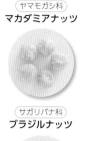

（マメ科）ピーナッツ
（クルミ科）クルミ
（ウルシ科）カシューナッツ
（バラ科）アーモンド
（ヤマモガシ科）マカダミアナッツ

大豆
ペカン（ピーカン）
ピスタチオ
（カバノキ科）ヘーゼルナッツ
（サガリバナ科）ブラジルナッツ

インゲン、ソラマメ
レンズ豆、エンドウ、
小豆

交差反応あり

交差反応あり

認定 NPO 法人アレルギー支援ネットワーク発行：「おいしく治す食物アレルギー攻略法」改訂 2 版より

ピーナッツ

● 特徴

・ピーナッツは、わが国での即時型食物アレルギーの原因食物として第 5 位です。アナフィラキシーを認める場合もあり、わが国でのショックの原因食物として第 5 位です。

・ピーナッツアレルギーの自然経過での耐性獲得率は約 2 〜 3 割と考えられています。

● 診断

・病歴と血液検査、食物経口負荷試験（OFC）などを組み合わせて診断します。

・血液検査ではピーナッツと Ara h 2 特異的 IgE 抗体検査を組み合わせて測定します。Ara h 2 特異的 IgE 抗体検査が診断に有用で、Ara h 2 特異的 IgE 抗体 4.0U$_A$/mL 以上であれば 95％以上の確率で診断可能です。ただし、Ara h 2 が陰性であっても OFC で陽性となることがあるので注意が必要です。

● 対応のポイント

・ピーナッツアレルギーであっても、大豆や木の実類（ナッツ類）をまとめて除去する必要はありません。個々にアレルギーの有無を確認します。

・ピーナッツは特定原材料の表示義務があるため、容器包装された加工食品は原材料表示で確認できます。ただし、外食・中食では表示が義務付けられていないため、注意が必要です。

・ピーナッツの加工食品には、沖縄のジーマーミー（落花生）豆腐、佃煮や和菓子、カレールー、スナック菓子などがあります。ピーナッツオイルの除去も必要となります。

木の実類

● 特徴

・わが国で木の実類アレルギーは増加する傾向にあります。特にクルミやカシューナッツのアレルギーが急増しており、即時型食物アレルギーの原因としてクルミは第 4 位です。

- ・クルミやカシューナッツ、マカダミアナッツはアナフィラキシーを認めることがあり、クルミはわが国でのショックの原因として第4位です。
- ・自然経過での耐性獲得率は低いと考えられています。

● 診断
- ・病歴と血液検査、OFC などによって、個々にアレルギーの有無を確認します。
- ・クルミでは Jug r 1、カシューナッツでは Ana o 3 に対する特異的 IgE 抗体検査が診断に有用です。
- ・クルミやカシューナッツの OFC では、アナフィラキシーなどの重篤な症状を認める場合があります。実施する目的、時期や総負荷量、症状が現れた際の対応など、慎重に判断して実施します。

● 対応のポイント
- ・クルミ、カシューナッツ、アーモンド、マカダミアナッツ、ヘーゼルナッツなどは生物学的に全く異なっています。どれか1つにアレルギーがあっても、ひとくくりにして除去する必要はありません。ただし、カシューナッツとピスタチオ、クルミとペカンナッツは同じ仲間なので、どちらかにアレルギーがある場合にはいずれのナッツも除去する必要があります。
- ・2023年3月にクルミは容器包装された加工食品の特定原材料として表示が義務付けられました。カシューナッツとアーモンドでは表示は義務ではなく、推奨品目となっています。

▶ 食物アレルギー診療ガイドライン 2021　第12章より

ポイント☝　種類によってアレルゲンが異なるため、それぞれについてアレルギーの有無を確認しましょう。

9-5 大豆・ゴマ・ソバ

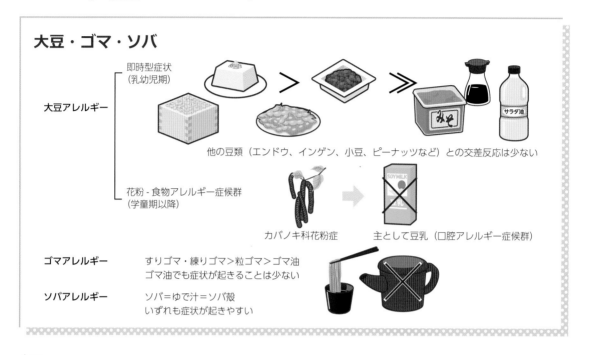

大豆・ゴマ・ソバ

大豆アレルギー
- 即時型症状（乳幼児期）
- 花粉 - 食物アレルギー症候群（学童期以降）

他の豆類（エンドウ、インゲン、小豆、ピーナッツなど）との交差反応は少ない

カバノキ科花粉症 → 主として豆乳（口腔アレルギー症候群）

ゴマアレルギー　すりゴマ・練りゴマ＞粒ゴマ＞ゴマ油
　　　　　　　　ゴマ油でも症状が起きることは少ない

ソバアレルギー　ソバ＝ゆで汁＝ソバ殻
　　　　　　　　いずれも症状が起きやすい

大豆
● 特徴
- ・大豆アレルギーの大半は、乳幼児期に発症する即時型症状、学童期以降に発症する花粉 – 食物アレルギー症候群（11-1「花粉 – 食物アレルギー症候群」参照）の２つに分けられます。
- ・乳児期に発症する即時型大豆アレルギーの大半は幼児期までに耐性獲得します。

● 診断
- ・血液検査で大豆特異的 IgE 抗体が陽性であっても実際に症状を認めるお子さんは少なく、明らかな即時型症状の確認もしくは食物経口負荷試験（OFC）による診断が重要です。
- ・一度、大豆アレルギーと診断したお子さんであっても、定期的な血液検査や OFC によって耐性獲得の有無を判断していく必要があります。

● 対応のポイント
- ・大豆アレルギーでも、ほとんどの場合には大豆油や味噌、醤油は使用できます。
- ・大豆の加工食品の中でも症状の現れやすさは変わるため、食品ごとに確認することが重要です。例えば、豆腐で症状が現れる場合にも、発酵食品である納豆は症状なく食べられる場合があります。
- ・他の豆類や種子類の除去が必要なことは少ないです。

ゴマ
● 特徴
- ・ゴマアレルギーは幼児期に即時型症状を呈する場合が多いです。
- ・ピーナッツ、木の実類などの他の種子類とひとくくりにして除去する必要はありません。
- ・自然経過での耐性獲得率は低いと考えられています。

● 診断
・血液検査でゴマ特異的 IgE 抗体が陽性であっても実際に症状を認めるお子さんは少なく、明らかな即時型症状の確認もしくは OFC による確認が重要です。
● 対応のポイント
・ゴマは容器包装された加工食品の特定原材料に準じるものとして表示が推奨されています。
・ゴマアレルギーでも、ゴマ油は使用できる場合が多いです。
・粒ゴマが食べられる場合にも、すりゴマや練りゴマで症状が起きることがあります。

ソバ
● 特徴
・わが国での即時型食物アレルギーの原因としてソバは第 9 位です。
・長期間の除去後には、一定数は耐性獲得する可能性があります。
● 診断
・血液検査でソバ特異的 IgE 抗体が陽性であっても実際に症状を認めるお子さんは少なく、慎重に OFC の実施を検討することが望ましいと考えられます。
・OFC の陽性率は高くないですが、陽性となった際にはアナフィラキシーなどの重篤な症状を認めることがあります。実施する目的、時期や総負荷量、症状が現れた際の対応など、慎重に判断して実施します。
● 対応のポイント
・ソバは特定原材料であり、表示義務があるため、容器包装された加工食品は原材料表示で確認できます。ソバ麺だけでなく、ガレットやソバボーロ、まんじゅうなどの菓子類にソバ粉が含まれていることがあるため、原材料表示を必ず確認しましょう。
・ソバと同じ釜でゆでたうどんなどでは、症状が現れる場合があります。
・ソバ殻を吸い込むことで、ぜん息の症状が誘発される場合があります。

▶ 食物アレルギー診療ガイドライン 2021　第 12 章より

ポイント👆 完全除去だけでなく、どんな料理や加工食品まで食べられるか、ということを確認しましょう。

9-6　甲殻類・軟体類・貝類

甲殻類（エビ、カニ）**・軟体類**（タコ、イカ）**・貝類**

・学童期以降に増加し、「食物依存性運動誘発アナフィラキシー」が引き起こされることもあります。
・「口の痒み」が多く、そこから全身症状に進むかどうかには個人差があります。

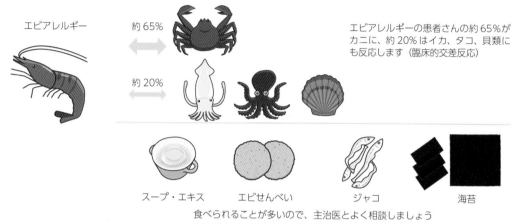

エビアレルギー

約65%

エビアレルギーの患者さんの約65%がカニに、約20%はイカ、タコ、貝類にも反応します（臨床的交差反応）

約20%

スープ・エキス　　エビせんべい　　ジャコ　　海苔

食べられることが多いので、主治医とよく相談しましょう

・甲殻類・軟体類・貝類、このうち特にエビは、学童期以降に発症する食物アレルギーで、食物依存性運動誘発アナフィラキシーの原因食物としても頻度が高いアレルゲンです（10「食物依存性運動誘発アナフィラキシー」参照）。これらのアレルギーは成長とともによくなる可能性が低いと考えられています。

・症状の中では「口の痒み」が多く、そこから全身症状やアナフィラキシーまで進むかどうかには個人差があります。それを確認するには、食物経口負荷試験（OFC）で十分な量を摂取して症状を観察することが必要です。

・甲殻類のアレルゲンは、熱や酵素による影響を受けにくく、また、軟体類や貝類、昆虫にも含まれていることから、エビアレルギー患者さんはこれらが含まれる食品にアレルギー反応を起こすことがあります。エビアレルギー患者さんの約65%がカニにアレルギー症状を示しますが、軟体類（イカ、タコなど）、貝類（ホタテなど）に症状を示す割合は約20%です。このため、甲殻類、軟体類、貝類をひとくくりにして除去をする必要はありません。血中特異的IgE抗体検査は診断には不十分であることから、OFCなどで個々に対するアレルギーの有無を確認しましょう。

・調味料に含まれる甲殻類のエキス成分や、スープ、エビせんべいなどの加工食品については、個人差が大きいので、医師に確認するとよいでしょう。ただし、甲殻類、軟体類、貝類を除去しても栄養面での問題はありません。

▶ 食物アレルギー診療ガイドライン2021　第12章より

ポイント　アレルゲンとして近い仲間ですが、食べられる範囲には個人差があるので、確認しましょう。

9-7　魚類・魚卵

魚類・魚卵

 魚アレルギー

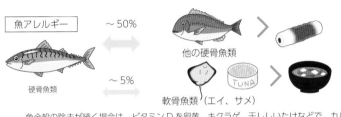

～50%

他の硬骨魚類

～5%

硬骨魚類

軟骨魚類（エイ、サメ）

魚アレルギーの患者さんの半数が他の魚に反応しますが、魚そのものがだめでも練り製品なら食べられる場合もあります。
ほとんどの例で、軟骨魚類や、ツナ缶、出汁などは食べられます。

魚全般の除去が続く場合は、ビタミン D を卵黄、キクラゲ、干ししいたけなどで、カルシウムを牛乳などで補いましょう。

魚卵は食べても大丈夫です

 魚卵アレルギー

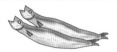

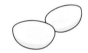

ほとんど「イクラ」アレルギー

タラコ・シシャモ卵（特に焼いたもの）食べられることが多い

鶏卵は食べても大丈夫です

　魚類や魚卵は、乳幼児期に発症しやすい食物アレルゲンです。魚アレルギーは、成長とともに食べられるようになる可能性が報告されていますが、魚卵アレルギーの予後についてはよくわかっていません。

● 魚類
・魚の主要アレルゲンであるパルブアルブミンが、ほぼすべての魚種に存在するため、魚アレルギーの患者さんの多くは複数の魚種にアレルギー症状を示します。魚の分類とアレルゲン性が一致していないため、食物経口負荷試験などで食べられる魚をみつけることが大切です。多くの場合、軟骨魚類やツナの缶詰は食べられます。また、カツオ、いりこなどの出汁も、多くのケースで除去は必要ありません。
・魚は、ビタミン D やカルシウムの大切な供給源なため、魚全般の除去が続く場合は、ビタミン D を卵黄やきくらげ、干ししいたけなどで、カルシウムを牛乳などで補いましょう。
・鮮度が落ちると魚肉中にヒスタミンが作られ、アレルギー様症状が現れることがあります。これはヒスタミン中毒による症状です（1「定義・分類」参照）。また、魚に寄生するアニサキスが原因でアレルギーを起こすこともあります（アニサキスアレルギー、12「その他の食物関連アレルギー」参照）。したがって、これらと魚アレルギーを区別する必要があります。
● 魚卵
・魚卵アレルギーのほとんどがイクラです。イクラアレルギーの患者さんが、タラコや子持ちシシャモで症状を示す割合は 10 ～ 30%です。このため、魚卵をひとくくりにして除去をする必要はありません。また、鶏卵や魚肉を除去する必要もありません。

▶ 食物アレルギー診療ガイドライン 2021　第 12 章より

ポイント👆　魚の種類や加工状態によって、自分の「食べられる範囲」をみつけましょう。

10-1 食物依存性運動誘発アナフィラキシー(FDEIA)概論

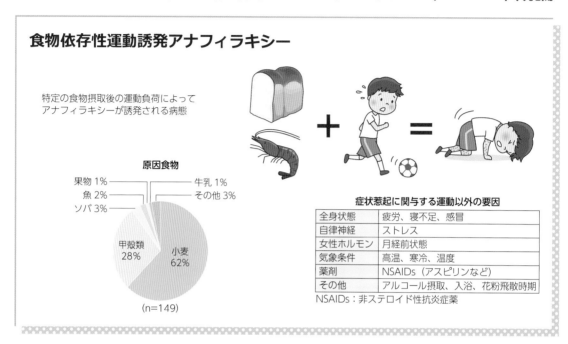

食物依存性運動誘発アナフィラキシー

特定の食物摂取後の運動負荷によって
アナフィラキシーが誘発される病態

原因食物

果物 1%
魚 2%
ソバ 3%
甲殻類 28%
小麦 62%
牛乳 1%
その他 3%

(n=149)

症状惹起に関与する運動以外の要因

全身状態	疲労、寝不足、感冒
自律神経	ストレス
女性ホルモン	月経前状態
気象条件	高温、寒冷、温度
薬剤	NSAIDs（アスピリンなど）
その他	アルコール摂取、入浴、花粉飛散時期

NSAIDs：非ステロイド性抗炎症薬

　「食物依存性運動誘発アナフィラキシー（food-dependent exercise-induced anaphylaxis, FDEIA）は特定の食物摂取後の運動負荷によってアナフィラキシーが誘発される病態である」と定義されます。原因となる食物は小麦、甲殻類と果物や野菜などです。食後 2 時間以内の運動による発症が大部分ですが、食後 4 時間程度経過して発症したとする報告もあります。発症には IgE 抗体が関わっており、運動は症状が引き起こされるアレルゲンの量（症状誘発閾値）を下げると考えられています。運動以外にも、痛み止めなどの非ステロイド性抗炎症薬（NSAIDs）やアルコール、女性の場合の月経前状態、体調（疲労や感冒など）などが症状が引き起こされる要因となり、一部には、運動以外の要因だけで症状が引き起こされることもあります。発症時の運動としては、ランニングや球技（サッカーなど）などが引き金となりますが、場合によってはさらに運動強度の弱いものでも引き金となることがあります。発症の頻度は、中学生約 6,000 人に 1 人という調査結果があります。診断には、被疑食品を食べて運動する、あるいは、アスピリンなどの薬剤を使用し、被疑食品を食べて運動するなどの「誘発試験」が行われますが、強い症状を誘発するリスクもあるため、的確な問診などでできる限り被疑食品を絞り込むなどの注意が必要です。運動するのであれば、アレルゲンとなり得る食品を食べない、アレルゲンとなり得る食品を食べるのであれば、運動を避けるという対応が必要です。
　なお、重症の食物アレルギー（特に小麦・牛乳）の既往があり、経口免疫療法で脱感作状態（「8-1」参照）に到達しても、摂取後の運動でアレルギー症状が誘発されることがあります。FDEIA とは経過や病態が異なりますが、生活の中では同等の注意が必要です。

▶ 食物アレルギー診療ガイドライン 2021　第 13 章より

ポイント☝ 原因となる食物をできるだけ正確に診断することが、安全な生活を守る第一歩となります。

11-1 花粉 - 食物アレルギー症候群

花粉と交差反応が確認されている主な果物・野菜

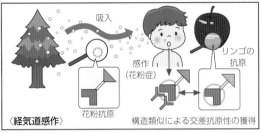

〈経気道感作〉
吸入 → 感作（花粉症） → リンゴの抗原
花粉抗原 / 構造類似による交差抗原性の獲得

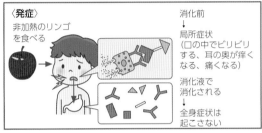

〈発症〉
非加熱のリンゴを食べる

消化前
↓
局所症状
（口の中でビリビリする、耳の奥が痒くなる、痛くなる）

消化液で消化される
↓
全身症状は起こさない

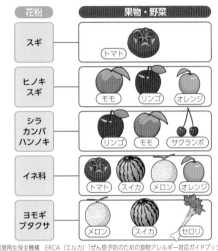

花粉	果物・野菜			
スギ	トマト			
ヒノキ スギ	モモ	リンゴ	オレンジ	
シラカンバ ハンノキ	リンゴ	モモ	サクランボ	
イネ科	トマト	スイカ	メロン	オレンジ
ヨモギ ブタクサ	メロン	スイカ	セロリ	

（左）環境再生保全機構 ERCA（エルカ）「ぜん息予防のための食物アレルギー対応ガイドブック 2021 改訂版」p8 (http://www.erca.go.jp/yobou/pamphlet/form/00/archives_32321.html) を加工して作成

● 花粉 - 食物アレルギー症候群

　花粉 - 食物アレルギー症候群（pollen-food allergy syndrome, PFAS）とは、花粉にアレルギーを持った人が、植物性食物（果物・野菜など）を食べた際に、口腔咽頭に限局したアレルギー症状を来す病態です。摂取直後に口腔咽頭粘膜の痒みや刺激感（イガイガ、チクチク）といった口腔咽頭症状が主体であり、その症状から口腔アレルギー症候群（oral allergy syndrome, OAS）とも呼ばれます。

　PFAS が発症する仕組みは、花粉アレルゲンと植物性食物アレルゲンとの間で、似ている部分がある（交差反応）ためです。果物、野菜、豆類、スパイスなどが原因食品となります。花粉にアレルギーを持つ人の口腔粘膜に食品が触れることで、症状が始まります。しかし、食品を飲み込んで胃の中に入った場合、原因となるアレルゲンは消化に弱くてアレルゲンの構造が壊れるため、多くの場合、アレルギー反応はそれ以上進みません。また、原因アレルゲンは熱にも弱いため、加熱食品は症状なく食べられることが多いです。

　特定の花粉と関連のある果物・野菜の組み合わせがわかっています。例えば、カバノキ科（シラカンバ、ハンノキ）の花粉は、バラ科のリンゴ、モモ、サクランボとの交差反応が起こります。

　治療は、原因食物の除去を避けることが基本です。加熱処理したジャムや缶詰などは食べられることが多いので、避ける必要はありません。

　なお、スギ・ヒノキ花粉症を持つ方が、モモやリンゴを摂取してアナフィラキシー（FDEIA を含む）を起こす果物アレルギーも報告されています。疑わしい場合は、専門医による診断を受けましょう。

▶ 食物アレルギー診療ガイドライン 2021　第 14 章より

ポイント👆 花粉にアレルギーを持った人が、特定の果物・野菜などにアレルギーを起こす病気です。

11-2 ラテックス・動物に由来する食物アレルギー

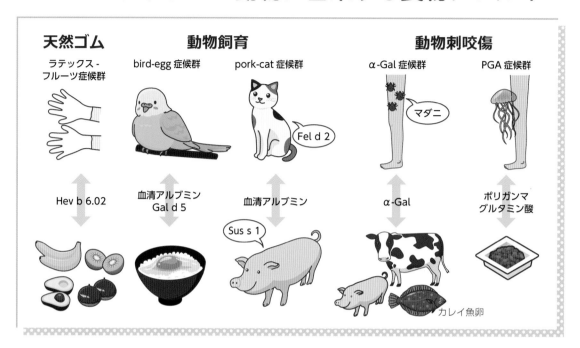

● ラテックス – フルーツ症候群

　ラテックス（天然ゴム）アレルギーを持つ人が、ラテックスアレルゲンと交差反応する特定の果物を食べるとアレルギー症状を示す病態です。バナナ、アボカド、クリ、キウイフルーツなどが原因食品となります。

● 動物の飼育に関連して発症する食物アレルギー

　・bird-egg（バード・エッグ）症候群：鳥由来のアレルゲンである血清アルブミンに対して経気道的にアレルギーとなった後に、交差反応性のある鶏卵を食べた際にアレルギー症状を示す病態です。

　・pork-cat（ポーク・キャット）症候群：ネコ由来のアレルゲンである血清アルブミンに対して経気道的にアレルギーとなった後に、交差反応性のある豚肉などの獣肉を摂取した際にアレルギー症状を示す病態です。

● 動物の刺咬傷によって起きる食物アレルギー

　・α –Gal（アルファー・ガル）症候群：昆虫のマダニに刺されて、マダニ由来の galactose-α –1,2-galactose（α –Gal）に対してアレルギーを持った後に、α –Gal を含む獣肉を食べた際、数時間後にアレルギー症状を示す病態です。

　・PGA（ピージーエー）症候群：ポリガンマグルタミン酸（PGA）による納豆アレルギーとは、クラゲなどの刺胞動物に刺されることで、ポリガンマグルタミン酸にアレルギーとなった後に、ねばねば部分にポリガンマグルタミン酸を含む納豆を食べた際、数時間後にアレルギー症状を示す病態です。

▶ 食物アレルギー診療ガイドライン 2021　第 14 章より

ポイント👆　頻度は稀ですが、思いがけない原因で食物アレルギーになっている場合があります。

12-1 アニサキス、経口ダニアナフィラキシー（パンケーキ症候群）

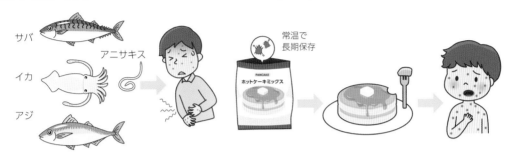

アニサキス、経口ダニアナフィラキシー

1. アニサキス

サバ
イカ
アジ
アニサキス

アニサキスが寄生した魚介類の生食により
激しい腹痛やじんましんなどを引き起こす

2. 経口ダニアナフィラキシー

常温で
長期保存
PANCAKE
ホットケーキミックス

ダニが繁殖したケーキミックス粉で作成した
パンケーキを食べて気道症状やじんましんなどを
引き起こす

1. アニサキス

　魚介類の寄生虫であるアニサキスが、胃の粘膜組織に侵入し、激しい腹痛や嘔吐が引き起こされる寄生虫感染症を "胃アニサキス症" といいます。一方、アニサキス由来の成分がアレルゲンとなり激しい腹痛、嘔吐や下痢、じんましんやアナフィラキシーが生じる場合を "アニサキスアレルギー" といいます。魚介類の生食後に発症することが多く、症状出現は、食直後から 12 時間後と幅があります。問診やアニサキス特異的 IgE 抗体高値を確認して診断します。一般的に、アニサキスが寄生しやすい魚介類*の摂取を避けるように指導します。

　　＊：サバ、アジ、カツオ、イワシ、ブリ、ホッケ、イカなど

2. 経口ダニアナフィラキシー（パンケーキ症候群）

　お好み焼きやホットケーキを食べた後に、お好み焼き粉などに混入したダニに対するアレルギーにより全身性のアレルギー症状が引き起こされることがあり、経口ダニアナフィラキシーや、パンケーキ症候群といいます。お好み焼き粉などを開封後、常温のまま放置し、ダニが繁殖した後に使用することが原因です。もともと、ダニに対するアレルギーを持つ患者さんに起こります。お好み焼き粉などの保存方法の確認や、原因となった粉によるプリックテストが診断に有用です。小麦の除去は不要です。

▶ 食物アレルギー診療ガイドライン 2021　第 15 章より

ポイント👆　大人の「魚アレルギー」では、常にアニサキスの可能性を考えて診断を進めます。

13-1 新生児・乳児食物蛋白誘発胃腸症

新生児・乳児食物蛋白誘発胃腸症 (通称：新生児・乳児消化管アレルギー)

FPIAP	血便のみ	軽症で早めに改善	治療は原因食物除去 多くは3歳までに寛解
FPE	持続する消化吸収不良（体重増加不良 ± 嘔吐）	頻度は稀	
FPIES	嘔吐（± 下痢、血便）	最も多い	

原因食物　ミルク　　　　　：新生児・乳児期早期
　　　　　卵黄（固形食物）：離乳食期

検査
・特異的 IgE 抗体 陰性
・末梢血好酸球増多
・ALST 陽性

ALST：アレルゲンリンパ球
　　　刺激試験

アドレナリンでは
効果不十分

FPIAP：food protein-induced allergic proctocolitis
　　　　食物蛋白誘発アレルギー性直腸結腸炎
　　FPE：food protein-induced enteropathy
　　　　食物蛋白誘発胃腸症
FPIES：food protein-induced enterocolitis syndrome
　　　　食物蛋白誘発胃腸炎症候群
　　　　（エフパイスと呼ぶことが多い）

　新生児・乳児食物蛋白誘発胃腸症は、以前、新生児・乳児消化管アレルギーと呼ばれていた IgE 抗体を介さない特殊なタイプの食物アレルギーです。FPIES（food protein-induced enterocolitis syndrome）、FPIAP（food protein-induced allergic proctocolitis）、FPE（food protein-induced enteropathy）と3つのタイプに分けられ、決まった日本語名がないことから、英語の略称で呼ばれています。主に問題になるのは FPIES で、新生児や乳児期早期は普通ミルクで発症することがほとんどです。最近では離乳食で発症することも多く、特に原因としては卵黄が急増しています。ミルクや卵黄を摂取して1～4時間ぐらいして、嘔吐を繰り返して、ぐったりします。その後、下痢をすることがあり、ひどい場合には血便が出ます。これを急性 FPIES といいます。アドレナリンの注射は効かないので、点滴などで水分を補給することで改善します。また、摂取を繰り返すうちに消化管に慢性の炎症が生じたものを慢性 FPIES といいます。他のアレルギー疾患のように白血球の一種である好酸球が関与しているともいわれています。慢性 FPIES の多くは原因食物の摂取をやめても改善に時間がかかります。いずれのタイプもほとんどは3歳までには改善します。

▶ 食物アレルギー診療ガイドライン 2021　第 16 章より

ポイント🖐 乳児期に、特定のものを食べて嘔吐、下痢または血便を認めることが複数回あれば疑います。

13-2　好酸球性消化管疾患

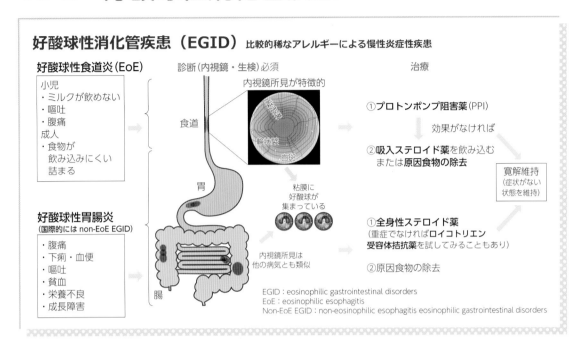

好酸球性消化管疾患（EGID） 比較的稀なアレルギーによる慢性炎症性疾患

好酸球性食道炎 (EoE)

小児
・ミルクが飲めない
・嘔吐
・腹痛
成人
・食物が
飲み込みにくい
詰まる

診断（内視鏡・生検）必須

内視鏡所見が特徴的

食道

胃

粘膜に
好酸球が
集まっている

内視鏡所見は
他の病気とも類似

好酸球性胃腸炎
（国際的には non-EoE EGID）

・腹痛
・下痢・血便
・嘔吐
・貧血
・栄養不良
・成長障害

腸

治療

①プロトンポンプ阻害薬 (PPI)

効果がなければ

②吸入ステロイド薬を飲み込む
　または原因食物の除去

①全身性ステロイド薬
（重症でなければロイコトリエン
受容体拮抗薬を試してみることもあり）

②原因食物の除去

寛解維持
（症状がない
状態を維持）

EGID : eosinophilic gastrointestinal disorders
EoE : eosinophilic esophagitis
Non-EoE EGID : non-eosinophilic esophagitis eosinophilic gastrointestinal disorders

　ぜん息やアレルギー性鼻炎では白血球の一種である好酸球により炎症が起こっているように、好酸球性消化管疾患は消化管に好酸球が集まって炎症が起こるアレルギー疾患です。食道に炎症がある好酸球性食道炎とそれ以外の消化管に炎症がある好酸球性胃腸炎に分けられます。後者は「食道以外の」という意味で non-EoE EGID とも呼ばれます。好酸球性食道炎では食物が食道を通過しにくいことによる症状が現れますが、小児では哺乳障害や嘔吐・腹痛を訴えることが多いです。一方、好酸球性胃腸炎では腹痛、下痢、血便、嘔吐を認め、消化吸収不全で成長障害になることも時々あります。好酸球性消化管疾患が疑われるときは内視鏡で粘膜をみて、ごく一部を採って顕微鏡で好酸球が多いことを確認する以外に診断の方法はありません。粘膜の縦や横の皺や白い斑点は好酸球性食道炎に特徴的な内視鏡所見といわれていて、診断の目安になります。好酸球性胃腸炎では粘膜が赤くなっていたり、むくんでいたりしますが、特徴的ではありません。好酸球性食道炎はプロトンポンプ阻害薬という胃酸を抑える薬が効くことが多いです。これで改善しない場合はぜん息の治療に使う吸入ステロイド薬を「ごっくん」と飲んでもらうか、原因として疑わしい食物をいくつか除去することで改善を目指します。好酸球性胃腸炎は炎症の範囲が広いことも多いので、ステロイドの飲み薬を使うことが多いです。ステロイドの飲み薬は長く使うと副作用が問題になるので、重症でなければロイコトリエン受容体拮抗薬をまず使ってみたりします。原因として疑わしい食物の除去も行われることがあります。いずれも症状がない状態（寛解）をできるだけ長く維持することが重要です。

▶ 食物アレルギー診療ガイドライン 2021　第 16 章より

ポイント🖢　腹痛、下痢・血便、嘔吐が続く時に疑われ、専門施設で内視鏡検査などにより診断されます。

社会生活支援

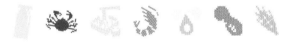

14-1 アレルギー表示の対象

アレルギー表示の対象

- 消費者が安全に、自主的・合理的に選択できるよう、国は「**食品表示法**」を定めている
- **容器包装された**加工食品にアレルギー表示が義務付けられている

表示の義務がある8品目（特定原材料）
えび、かに、くるみ、小麦、そば、卵、乳、落花生（ピーナッツ）
表示が勧められている20品目（特定原材料に準ずるもの）
アーモンド、あわび、いか、いくら、オレンジ、カシューナッツ、キウイフルーツ、牛肉、ごま、さけ、さば、大豆、鶏肉、バナナ、豚肉、まつたけ、もも、やまいも、りんご、ゼラチン

- 食品中にアレルゲンのタンパク質の総量として数 μg/g、または数 μg/mL レベルで含まれる場合には表示が必要となる
- アレルギー表示は消費者に直接販売されない食品の原材料も含め、食品流通のすべての段階において義務付けられる

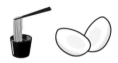

　加工食品の食品表示は、食品表示法に基づいて、消費者が食品を購入する際に必要な情報をわかりやすく確認できる表示制度です。このうちアレルギー表示に関しては、表示の義務がある8品目（特定原材料）と表示が勧められている20品目（特定原材料に準ずるもの）が定められています。

　特定原材料8品目である「エビ、カニ、くるみ、小麦、そば、卵、乳、落花生（ピーナッツ）」については、総タンパク量が数 μg/g 以上含まれる場合には、その原材料を含む旨を必ず記載しなければなりません。また、アレルギー表示は販売に至るまでの原材料も含め、食品流通のすべての段階において義務付けられています。

　ただし、これらの28品目以外については、アレルゲンとして含まれていても、表示されていない場合がありますので注意が必要です。

　なお、外食や中食のアレルギー表示は、食品表示法の関連法制の範囲外であり、アレルゲンの表示義務はありません。一見すると食品表示法のアレルギー表示と似た表記をされていることもあるので、注意が必要です。

▶ 食物アレルギー診療ガイドライン 2021　第17章より

ポイント👆 特定原材料8品目と、それに準ずる20品目があることなど、その表示の基準について学びましょう。

14-2　アレルギー表示の実際

表示の実際（個別表示と一括表示）

アレルギー表示は原則、個別表示であるが、例外として一括表示も可とする

個別表示する場合
原材料名：じゃがいも、にんじん、ハム（卵・豚肉を含む）、マヨネーズ（卵・大豆を含む）、たんぱく加水分解物（牛肉・さけ・さば・ゼラチンを含む）／調味料（アミノ酸等）

一括表示する場合
原材料名：じゃがいも、にんじん、ハム、マヨネーズ、たんぱく加水分解物／調味料（アミノ酸等）、（一部に卵・豚肉・大豆・牛肉・さけ・さば・ゼラチンを含む）

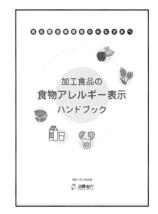

アレルギー表示は
原則、個別表示

原則、「（○○を含む）」のように原材料名の直後にカッコを付けて特定原材料等を含む旨を個別表示する
表示制度に関する詳細は、消費者庁のハンドブックを参照すること

　特定原材料等を含む加工食品では原則、**表**のように原材料名のすぐ後にかっこを付けて、「（○○を含む）」と、特定原材料等を個別に表示します。例えばレシチンや乳化剤など、何が入っているのかがわかりにくい原材料に特定原材料等が含まれていれば、「植物レシチン（大豆を含む）」などと表示します。また、添加物の場合は原則、「（○○由来）」と表示します。

　一方で、個別表示が難しい場合や、なじまない場合などには、例外的に一括表示も認められています。一括表示をする場合は、原材料欄の最後に、「（一部に○○・○○・…を含む）」と表示します。なお、個別表示と一括表示を組み合わせて使用することはできません。

　一括表示には一覧性という利点はあるものの、どの食材にアレルゲンが含まれるのかがわかりにくいなどの欠点が挙げられます。アレルギー表示の原則は、あくまで個別表示です。

　アレルギー表示制度の詳細については、消費者庁が発行している「加工食品のアレルギー表示ハンドブック」を参照して下さい。

▶ 食物アレルギー診療ガイドライン 2021　第 17 章より

ポイント　アレルギー表示の原則は個別表記です。一括表記には、必ずすべてのアレルゲンが記載されています。

14-3　代替表記と拡大表記

表示の実際（代替表記と拡大表記）

特定原材料	代替表記 表記方法や言葉が違うが、特定原材料と同一であるということが理解できる表記	拡大表記の例 特定原材料名又は代替表記を含んでいるため、これらを用いた食品であると理解できる表記例
えび	海老、エビ	えび天ぷら、サクラエビ
かに	蟹、カニ	上海がに、マツバガニ、カニシューマイ
小麦	こむぎ、コムギ	小麦粉、こむぎ胚芽
そば	ソバ	そばがき、そば粉
卵	玉子、たまご、タマゴ、エッグ、鶏卵、あひる卵、うずら卵	厚焼玉子、ハムエッグ
乳	ミルク、バター、バターオイル、チーズ、アイスクリーム	アイスミルク、ガーリックバター、プロセスチーズ、乳糖、乳たんぱく、生乳、牛乳、濃縮乳、加糖れん乳、調整粉乳
落花生	ピーナッツ	ピーナッツバター、ピーナッツクリーム

例：「玉子」や「たまご」の表示をもって、「(卵を含む)」の表示を省略できる

繰り返しになる特定原材料等の省略
原材料や添加物のいずれかにアレルゲンを含む（由来する）ことを表示すれば、それ以外ではアレルゲンを含む（由来する）ことを省略できる

注意喚起表示
「本品製造工場では○○を含む製品を生産しています」などを指す
　※「入っているかもしれない」といった可能性表示は認められていない

表示の免除
抗原性（アレルギー誘発性）が認められないと判断できる場合には、例外的に表示義務が免除される

表示違反や問い合わせ
食品衛生法第60条に基づく措置。食品表示の違反が疑われたら、最寄りの保健所もしくは消費者庁の食品表示対策室へ

　特定原材料等と記載方法が異なるけれども、明らかに同じものだとわかる場合は、その表示をもって特定原材料等の表示に代えることができ、これを代替表記と呼びます。例えば、本来特定原材料の「卵」と表記する必要があっても、「玉子」や「たまご」という表示はそれが「卵」が原材料であることを容易に理解することができるので、「玉子」や「たまご」の後に「(卵を含む)」という表示を省略してもよいことになっています。

　明らかに特定原材料等を使った食品だとわかる場合も、その表示をもって特定原材料等の表示に代えることができ、これを拡大表記と呼びます。例えば「えび天ぷら」や「ピーナッツバター」は、その料理に特定原材料の「えび」や「落花生（ピーナッツ）」が用いられていることが容易に理解することができるので、「(えびを含む)」などの表示を省略してよいことになっています。

　添加物は、表示面積の制約や情報量が多いとかえってわかりにくい場合もあることから、原材料名でアレルゲンをすでに表示していれば、添加物であらためて表示する必要はありません。また、原材料や添加物に同じアレルゲンが含まれている場合は、いずれかにそのアレルゲンが含まれることを表示すれば、それ以外では省略することができます。

　また、食品を製造時に製造ライン上でアレルゲンが混入（コンタミネーション）しないように十分にライン洗浄するなどの対策を徹底することが生産者には求められます。しかし、コンタミネーションに関して、その旨を原材料表示欄外に注意喚起することが望ましいとされています。例えば「本品製造工場では○○を含む製品を生産しています」などの記載となります。

　一方、わが国では、「入っているかもしれない」といった可能性表示は認められていません。これは、実際には含まれていないものに対し、含まれているかどうか不明という表記を許可することで、消費者が不必要な製品回避を強いられることにつながり、食品選択の幅を狭めることになるからです。

▶ 食物アレルギー診療ガイドライン 2021　第 17 章より

ポイント👆 アレルギー表示を正しく読み取るために必要な表示の決まりについて学びましょう。

15-1　生活管理指導表

生活管理指導表

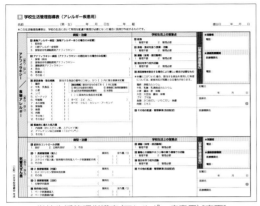

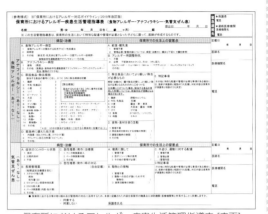

学校生活管理指導表 (アレルギー疾患用) [表面]　　　　　保育所におけるアレルギー疾患生活管理指導表 [表面]

✓　生活管理指導表は、子どもを中心に据えた医師と保護者、学校・幼稚園、保育所などにおける "コミュニケーションツール"
✓　配慮や管理を必要とする場合には、提出は "必須"

(左) 公益財団法人日本学校保健会、学校のアレルギー疾患に対する取り組みガイドライン《令和元年度改訂》より転載　https://www.gakkohoken.jp/book/ebook/ebook_R010100/R010100.pdf
(右) 厚生労働省子ども家庭局保育課、保育所におけるアレルギー対応ガイドライン (2019 年改訂版) より転載
https://www.cfa.go.jp/assets/contents/node/basic_page/field_ref_resources/e4b817c9-5282-4ccc-b0d5-ce15d7b5018c/1bd0041a/20231016_policies_hoiku_38.pdf

　　保育所、幼稚園、学校などでのアレルギー管理および対応に関しては、平成 20 年に文部科学省、平成 23 年に厚生労働省から生活管理指導表と同時にガイドラインが発行されています。生活管理指導表は、アレルギー疾患を有する子どもへの対応に関して、子どもを中心に据えた医療者と保護者、学校、幼稚園、保育所などにおける重要なコミュニケーションツールと位置付けられます。そのため、アレルギー疾患に対する配慮や管理を必要とする場合には、提出が「必須」となります。

　　生活管理指導表は、アレルギー対応に関する必要性の有無を記載する書類であるため、医師が具体的なアレルギー対応を指示したり指定したりするものではありません。重要なこととして、食物経口負荷試験などに基づいた、現在の正しい診断状況によって記載されることです。

　　保育所における食物アレルギー対応にあたっても、給食提供を前提とした上で、学校と同様、生活管理指導表の提出を「必須」とし、組織的に対応することが求められます。

　　保育所では昼食だけでなく間食なども提供されることや、アレルギー用調製粉乳を要する場合があることに配慮が必要となります。また、乳幼児期は食物アレルギーの自然耐性を獲得しやすい時期であり、一方で、新たな食物アレルギーの発症を経験する時期でもあります。毎年提出することはもちろんですが、大きな変化があった場合にはその都度情報を更新して再提出する場合もあります。

▶ 食物アレルギー診療ガイドライン 2021　第 18 章より

ポイント👆　主治医から保育所 (園)・学校にアレルギーの情報を正しく伝えるため、提出が必須とされています。

15-2 食物アレルギー緊急時対応マニュアル

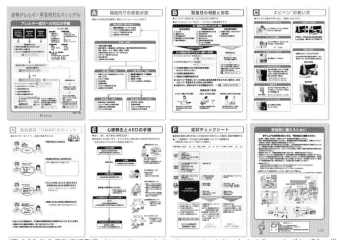

食物アレルギー緊急時対応マニュアル（東京都）

表紙．アレルギー症状への対応の手順
A. 施設内での役割分担
B. 緊急性の判断と対応
C. エピペン® の使い方
D. 救急要請（119番通報）のポイント
E. 心肺蘇生と AED の手順
F. 症状チェックシート
緊急時に備えるために

（平成30年3月改定版発行，https://www.hokeniryo.metro.tokyo.lg.jp/allergy/pdf/pri06.pdf）
監修：東京都アレルギー疾患対策検討委員会／編集・協力：東京都立小児総合医療センター　アレルギー科、東京消防庁・東京都教育委員会／発行：東京都健康安全研究センター　企画調整部健康危機管理情報課　東京都の許諾を得て掲載【承認番号　5 健研健号 3503】

食物アレルギー症状への緊急対応の手順を示したものとして、東京都の「食物アレルギー緊急時対応マニュアル」などがあります。

アナフィラキシーが医療機関外で起こる頻度は、自宅、外出先（ファストフード店を含めた各種の飲食店、親戚や友人宅などの訪問先）、保育所（園）、幼稚園、学校などの順に多いといわれています。緊急時に備えて、このマニュアルを実際に用いて、日頃からどのように対応するか具体的にイメージしながら、訓練やシミュレーションをしておく必要があります。

「食物アレルギー緊急時対応マニュアル」の表紙は手順の一連の流れがわかるようになっており、「A. 施設内での役割分担」「B. 緊急性の判断と対応」「C. エピペン® の使い方」「D. 救急要請（119番通報）のポイント」「E. 心肺蘇生と AED の手順」「F. 症状チェックシート」、裏表紙に「緊急時に備えるために」というマニュアル使用にあたっての留意点が記載されています。

まず、異変を発見した人が最初に行うべきことは次の3つです。1）子どもから目を離さず1人にしない＝目を離した隙に症状が進行する可能性があります。2）助けを呼んで人を集める＝人が集まるまで子どもに寄り添い、症状の観察とその時刻を記録します。3）エピペン® と内服薬を持って来るように指示する。

対処法のポイントは、まず「緊急性が高いアレルギー症状」があるかどうかを判断することです。緊急性が高い症状がみられれば、直ちに対応を開始します。緊急性が高い症状がみられなければ、さらに詳しく症状を観察し、その程度に基づいて対応を決定します。

▶ 食物アレルギー診療ガイドライン 2021　第18章より

※ P56、57 の「食物アレルギー緊急時対応マニュアル」は権利の制限によりスライドデータに含まれておりません。

食物アレルギー緊急時対応マニュアル（抜粋）

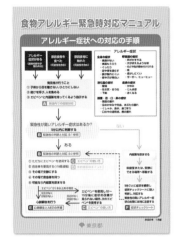 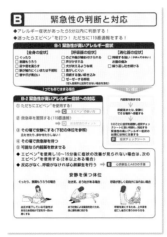 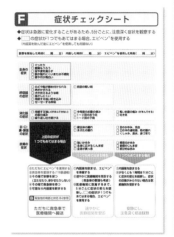

（平成30年3月改定版発行，https://www.hokeniryo.metro.tokyo.lg.jp/allergy/pdf/pri06.pdf）
監修：東京都アレルギー疾患対策検討委員会 / 編集・協力：東京都立小児総合医療センター　アレルギー科、東京消防庁・東京都教育委員会 / 発行：東京都
健康安全研究センター　企画調整部健康危機管理情報課　東京都の許諾を得て掲載【承認番号　5健研第号3503】

　B-1 に示される「緊急性が高いアレルギー症状」である 13 個の症状の有無をチェックし、1 つでも当てはまる場合には緊急性が高いと判断します。緊急性が高いと判断したらエピペン® 投与 / 救急車の要請が必要です。

　その場で図に示すような安静を保つ姿勢をとりつつ救急隊を待ちますが、急激な体位変換には注意が必要です。症状が進行しているときや不安定なときは、体を動かすことで症状が急速に進む可能性があります。なぜなら、体を動かすことはアレルギー症状で生じた全身臓器の不具合を何とかしようと動いている心臓に、さらに負担を強いることになるからです。心臓に負担をかけないように、安静を保ち症状が軽快していくのを待ちます。どうしても移動が必要な場合は、顔色と息づかいに注意しながらゆっくりと移動し、少しでも悪化する傾向があれば移動を止める慎重さが必要です。

　一方で、緊急性が低いと判断されたら、その症状に応じた対応を行います。皮膚についたり目に入ったりしたらまず流水で洗い流し、続いて症状への対応を行います。症状の観察がしやすい場所に移動し、内服などの後に、繰り返し症状の観察を行います。症状の観察は「F．症状チェックシート」に従って行います。このときの注意点として、内服を飲ませたから安心というわけではありません。アレルギーの症状は刻一刻と変化しますので、赤枠内の症状が 1 つでも生じれば、ただちに緊急性が高い場合の対応を開始します。

▶ 食物アレルギー診療ガイドライン 2021　第 18 章より

ポイント 各都道府県・市町村・学校などの施設単位などでこれに準じたマニュアルが作られていることを確認しましょう。

15-3　エピペン® の使い方

エピペン® の使い方

エピペン®の使用方法

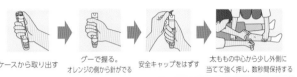

ケースから取り出す　→　グーで握る。オレンジの側から針がでる　→　安全キャップをはずす　→　太ももの中心から少し外側に当てて強く押し、数秒間保持する

使用法を忘れてしまったらエピペン®本体のラベルを確認しましょう。

●介助者なしでエピペン®を使用する場合は、子どもが動かないようにしっかりと固定する必要があります

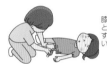

膝関節をしっかりと押さえて、接種する場所がずれないようにする

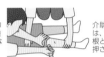

介助者がいるときは、太ももの付け根と膝をしっかり押さえる

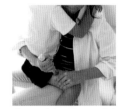

対面で抱いて大人一人でエピペン®を打つ方法の例

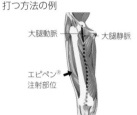

大腿動脈　　大腿静脈

エピペン®注射部位

エピペン®は太もも真ん中の外側の筋肉に垂直に打ちます

1.　**ケースから取り出す**：ケースのふたが固くて開きにくいことがあります。練習時もエピペン® トレーナーをケースに入れて、ふたを開けてケースから取り出すところから始めるようにしてください。
2.　**しっかりとグーで握る**：利き手でエピペン® をしっかりとグーの形で握ります。なぜなら、エピペン® を注射するにはある程度の力が必要だからです。また、親指を端にかけないようにしてください。誤ってオレンジ色の針が出るところに親指をかけて打って、親指に注射してしまった事例があります。鉛筆を持つような持ち方も力が入らず不適切です。
3.　**青い安全キャップを外す**：青い安全キャップを利き手と反対の手で外して、そのまま安全キャップを適当なところに置きます。このときもエピペン® は利き手で握ったままで、別の手に握り変えないようにしてください。慌てて落としてしまい、その衝撃で針が出てしまって使えなくなった事例があります。注射を打つ直前まで安全キャップを外さないようにしましょう。
4.　**太ももに注射する**：エピペン® を持っていない手で注射予定の太ももの筋肉をガッシリと握ると、筋肉にある程度の硬さが生じるため注射しやすくなります。足が細くて筋肉が薄い幼児に対してエピペン® を注射する際も、上滑りすることなく安定してできるようになります。この際、自分の手に注射しないように気をつけてください。
5.　**エピペン® 実施時は注射部位が動かないように固定する**：エピペン® 注射を本人に代わって他人が実施する場合は、注射時に子どもが動かないように固定するためにできるだけ 2 人以上で行ってください。基本に忠実に股関節と膝関節をしっかりと固定するようにしてください。1 人で実施する場合は対面で抱っこし、エピペン® を持っていない手で子どもの注射する予定の側の太ももをガッシリと握り、エピペン® を持っている手を子どもの背中から回して注射をするようにします。
6.　**太ももの真ん中・前外側に注射する理由**：太ももの内側には大きな血管が通っており、前面も骨が近くにあります。太ももの内側や前面に注射すると、薬液が血管や骨に入り一気に血の流れに乗って全身を巡るため、強い副作用が生じる可能性があります。エピペン® は太ももの真ん中・前外側の筋肉に確実に注射することが大切です。

▶ 食物アレルギー診療ガイドライン 2021　第 18 章より

ポイント 緊急時にも自然に体が動くよう、トレーナーを使って繰り返し練習しておきましょう。

15-4　園、学校での受け入れ

園、学校での受け入れ

学校・幼稚園、保育所などにおける
生活管理指導表の活用の流れ

```
アレルギー疾患を有する子どもの把握
        ↓
保護者へ生活管理指導表を配付
        ↓
医師による生活管理指導表の記入
        ↓
保護者との面談
        ↓
職員による共通理解
        ↓
実施計画書などに基づく対応の実施
        ↓
取組プランの振り返り、対応の見直し
```

保護者との面談の内容（例）

基本情報	指導表に基づいて直近のアレルギー症状や食物経口負荷試験での状況を確認する。保護者、病院などの連絡先と連絡方法を確認する。
児の疾患理解度	具体的な除去内容を理解して自ら実践できるか、緊急時対応をどの程度理解しているかなどを確認する。
医師との連携	定期的な経過観察ができているか、直近の診察内容および次回の受診予定日はいつかなどを確認する。
学校生活	牛乳パックの洗浄や給食当番など食品と触れ合うような場面でどのように対応するかを確認する（「学校のアレルギー疾患に対する取り組みガイドライン」p77参照）。
緊急時対応	緊急時の処方薬をどのように扱うかを確認する。
学校給食	「学校給食における食物アレルギー対応指針」（平成27年3月文部科学省発行）に基づき対応する。対応できることと対応できないことを正確に伝え、具体的にどう対応していくかを確認する。
個別取り組みプラン作成	面談時点での決定事項を記載しておく。

（「学校におけるアレルギー疾患対応マニュアル」（平成25年3月 兵庫県教育委員会作成）参照）

・アレルギー疾患対策（文部科学省）
　（https://www.mext.go.jp/a_menu/kenko/hoken/1353630.htm）
・アレルギー疾患対応資料（DVD）映像資料及び研修資料（文部科学省）
　（https://www.mext.go.jp/a_menu/kenko/hoken/1355828.htm）
・アナフィラキシー緊急対応の模擬訓練用アクションカード
　（公益財団法人日本学校保健会　「学校保健ポータルサイト」）
　（https://www.gakkohoken.jp/themes/archives/101）

・小児ぜん息等アレルギー疾患 e ラーニング学習支援ツール（環境再生保全機構）
　（https://www.erca.go.jp/yobou/zensoku/local_government/e-lerning.html）
・アレルギーポータル　食物アレルギーによって起こる症状と治療について
　（https://allergyportal.jp/documents/202103_food_allergy_slide.pptx）

　生活管理指導表活用の流れの例を図に示します。入所（園）、入学に際して、食物アレルギーのお子さんに対する配慮が必要な場合は、保護者は食物アレルギーの診断を確かめて、主治医に生活管理指導表を記入してもらい、提出します。不必要な除去はお子さんや保護者、施設ともに不要な負担を強いることになります。医師に生活管理指導表の記載を依頼するにあたり、血液検査結果のみの判断ではなく、積極的に食物経口負荷試験を行い、食べられるようになったかを確認しましょう。

　保育所（園）、学校は、指導表の提出を受けて保護者と面談し、具体的な情報や要望を話し合い、保育士、教職員全員が共通理解を持つようにします。入所（園）、入学に際しては関係する職員と保護者が協議し、個別取り組みプランを作成・共有します。緊急時対応の方法を含めて、必要に応じて保護者との意見交換の場を設け、信頼関係の構築に努めます。食物アレルギー対応委員会で協議し、決定事項を保護者に伝え、理解を得ます。

　生活管理指導表は、状態に応じて1年に1回以上の再提出が求められます。保護者は、保育所（園）、学校に対する感謝の気持ちを繰り返し伝え、保育所（園）、学校に任せきりの状況を避けることも重要です。

▶ 食物アレルギー診療ガイドライン 2021　第 18 章より

ポイント☝　園・学校では1年に1回以上、アレルギーに関する面談を行って対応方法を確認します。

15-5　給食提供の考え方と除去解除

給食提供の考え方と除去解除

給食提供における食物アレルギー対応の原則

安全性を最優先する
食物アレルギーを有する児・生徒にも、給食を提供する。そのためにも、安全性を最優先とする。

組織で対応する
食物アレルギー対応委員会などにより組織的に行う。

ガイドラインに基づき対応する
「学校のアレルギー疾患に対する取り組みガイドライン」「保育所におけるアレルギー対応ガイドライン」に基づき、医師の診断による「生活管理指導表」の提出を必須とする。

完全除去対応が原則
安全性確保のため、原因食物の完全除去対応（提供するかしないか）を原則とする。

複雑・過剰な対応をしない
学校および調理場の施設設備、人員などを鑑み、無理な（過度に複雑な）対応は行わない。

文部科学省，平成 27 年「学校給食における食物アレルギー対応指針」より一部改変

■ 給食における食物除去の解除の目安
⇒年齢に応じた十分な 1 食分を自宅で繰り返し食べても、運動しても症状が現れない

■ 十分な 1 食分の例：
➤鶏卵：卵スープ、オムライス、親子丼、卵とじ、プリン、マヨネーズなど
（生に近い卵料理が出されることはない）

➤牛乳：飲用牛乳 200mL に加えて、クリームシチュー＋パン類＝合計 150mL 相当の料理など

➤小麦：食パンに加えて、シチュー、カレーうどんなど（合計食パン 2 枚に近い量）

　給食における食物アレルギー対応では、まず、食物アレルギーのある児・生徒に給食を提供するために、安全性を最優先し、原因食物は完全除去対応とすることを大原則とします。学校給食の施設設備や人員配置について検討し、除去対応しやすい献立を検討することが重要です。教育委員会などは食物アレルギー対応の一定の方針を示し、各学校の取り組みを支援します。学校は「食物アレルギー対応委員会」を設置して組織的に取り組み、緊急時対応体制を整備します。養護教諭や栄養教諭が孤軍奮闘という状況にならないように注意が必要です。

　給食での食物除去を解除するためには、年齢に応じた十分な 1 食分を自宅で繰り返し食べて、症状が現れないことを確認する必要があります。また、給食後に運動が行われることを考慮し、日常生活で運動後も大丈夫であることを確認しましょう。文部科学省と厚生労働省は、完全除去か、解除かの二者択一による給食提供を推奨しており、部分的な解除の可否については施設の方針を十分に確認する必要があります。

　食物除去の解除申請時には、医師と相談し解除可能かどうかを決定します。保護者からの申請で構わない場合もあれば、医師からの書類が求められることもあります。食物除去を解除しても、緊急時薬の管理を続けるなど、アレルギーに配慮した対応をお願いすることが重要です。

▶ 食物アレルギー診療ガイドライン 2021　第 18 章より

ポイント　アレルゲンは完全除去対応が原則です。除去を解除するときには、家庭での摂取状況の確認が大切です。

15-6　集団調理での誤食予防対策

集団調理での誤食予防対策

給食提供体制づくり

児童生徒の情報共有	食物アレルギー対応を行う児童生徒に関する情報を全調理員で共有する。共有する方法や掲示場所などを事前に決定しておく。
調理器具、食材	調理器具、材料、調味料などの管理についてルールを決め混入を防止する。
基本献立の工夫	特定原材料の使用をできる限り少なくする。献立名に特定原材料名を含めて入っていることを示す。
調理担当者	対応食担当の調理員を区別化することで、作業の単純化、引き継ぎによるエラーを防ぐ。十分な人員がない場合にも、調理作業などを区別して行えるようにする。
調理作業場所	調理作業場の区別を検討する。専用の設備がなくても、調理コーナーを区別する。
確認作業	調理作業工程の確認方法やタイミングを決めておく。
調理場対応の評価	調理場における対応の限界を整理し、食物アレルギー対応委員会に問題提起し、対応方法を検討する。
実施献立・調理手順などの確認	緊急の変更事項や留意点を含め、作業前の必須確認項目を確認する。
対応食の調理手順	食材の検収を確実に行うとともに、調理作業の区別化を意識して混入を防止する。
調理済みの食品管理	調理後に混入や取り違えが起きないように管理（明示、ふた、ラップなど）する。
適時チェック作業	決められたチェック箇所、タイミングで確認を行う。
問題の報告	日常のヒヤリハットを含め、対応における問題点などを食物アレルギー対応委員会に報告し、定期的に評価・検討を行う。
児童生徒や保護者との連携	定期的に保護者と面談を行う。また児童生徒の給食への思いに傾聴し、対応に生かせるように考える。

　各施設の実情を踏まえて、献立作成から給食提供体制作りに至るまで、表の「給食提供体制づくり」の項目を踏まえた施設内や調理場における対応マニュアルを整備しましょう。

　まず、お子さんによってアレルギー食品の除去レベルは異なります。これを給食に適用すると誤食が起こりやすくなるため、施設での給食では「完全除去」か「解除」かのいずれかとして、アレルギー対応を単純化し対応を進めるべきです。加工食品を使用する際、原材料表示をよく確認し、原材料のわからないものは避けます。製造業者や納品業者と連携し、原材料変更時にはあらためて記載書類を提出させ保管します。

　アレルギー対応食の調理スペースや専任の調理員が確保できることが理想ですが、通常は保育所などでは難しいことが多いです。そのため、調理室での作業を効率化するなど、作業工程や収納場所の工夫によって混入事故予防に努めます。誤食防止の体制作りとして、職員全体の知識啓発、役割分担、連携が重要です。園や学校では勤務体制が頻繁に変化するため、情報共有や対応のマニュアル化が必要です。食事以外での食材使用時や非日常的なイベント時には特に誤食が起こりやすいため、その管理には注意が必要です。最後に、保護者と連携しお子さんの生活の連続性を考慮したアレルギー対応を行います。常に保護者の不安に耳を傾けることが重要です。

▶ 食物アレルギー診療ガイドライン 2021　第 18 章より

ポイント👆 献立作成から原材料の調達、調理手順、配膳、後片付けまで、各所に注意点があります。

15-7　外食、校内行事・修学旅行など

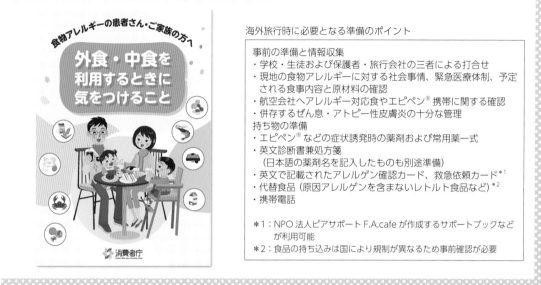

中食、外食、校内行事、修学旅行など

食物アレルギーの患者さん・ご家族の方へ

外食・中食を利用するときに気をつけること

消費者庁

海外旅行時に必要となる準備のポイント

事前の準備と情報収集
・学校・生徒および保護者・旅行会社の三者による打合せ
・現地の食物アレルギーに対する社会事情、緊急医療体制、予定される食事内容と原材料の確認
・航空会社へアレルギー対応食やエピペン® 携帯に関する確認
・併存するぜん息・アトピー性皮膚炎の十分な管理
持ち物の準備
・エピペン® などの症状誘発時の薬剤および常用薬一式
・英文診断書兼処方箋
　（日本語の薬剤名を記入したものも別途準備）
・英文で記載されたアレルゲン確認カード、救急依頼カード[*1]
・代替食品（原因アレルゲンを含まないレトルト食品など）[*2]
・携帯電話

*1：NPO 法人ピアサポート F.A.cafe が作成するサポートブックなどが利用可能
*2：食品の持ち込みは国により規制が異なるため事前確認が必要

　食物アレルギーの患者さんとその家族にとって、外食は魅力的で大切な経験です。また、中食（あらかじめ容器包装されずに販売される弁当や惣菜などの店頭での対面販売）を利用する機会も増えています。学校行事などにおいて参加が困難となることは教育面で支障を生じる可能性があることから、社会的にもアレルゲン情報の提供が望まれます。しかし、外食や中食では、同じメニューでも材料や量が異なり、アレルゲンの混入防止が難しいという問題があります。令和 5 年、消費者庁は、食物アレルギーの患者さんが外食や中食を利用しやすい環境を整備するために、注意点をまとめたパンフレットを公開しています。

　近年のグローバル化で、食物アレルギーを持つ子どもたちが渡航する機会が増え、診断書が必要な場面もあります。海外でも国際規格に基づく食品表示があるものの、国ごとに基準や対応が異なり、アレルゲン情報が十分に得られない国もあるため注意が必要です。海外での対応例として、現地の状況や救急体制を把握し、ホテルやレストランにアレルギー対応やメニューの材料を事前に確認することが重要です。修学旅行の場合、学校、旅行会社、患者家族の三者での打ち合わせで対応を調整する必要があります。航空会社には、アレルギー対応の機内食や薬の持ち込み可否を確認しましょう。英文診断書があると便利です。エピペン® は手荷物で機内へ持ち込み、手元に置いておきましょう。

　ぜん息やアトピー性皮膚炎が併存する場合は、普段からの十分な管理が重要です。緊急時に備えて、英語と現地語で書かれた救急依頼カードやアレルゲン確認カードを作成しておくとよいでしょう。NPO 法人ピアサポート F. A. cafe などがサポートブックを提供しており、利用が可能です。

▶ 食物アレルギー診療ガイドライン 2021　第 18 章より

ポイント👆　特別な行事においては、普段以上に慎重な事前の確認が大切です。

16-1　自助、共助、公助

災害への備え　①自助、共助、公助

【周囲と共同した備え】
地域や身近な人々からの援助が受けられる
よう、普段から食物アレルギーがあること
を情報共有しておきましょう。
近所のつながり、会員制交流サイト（SNS）、
アレルギー支援団体などからサポートを得ら
れる可能性があります。

【家庭の備え】
①普段から食べられる範囲を知っておく
②安全な食料の備蓄
③生活用品・医薬品・お薬手帳の準備

この子は卵のアレルギーがあります！

【公的な備え】
避難所では、食物アレルギーがあることを行政担当者に知らせ、
アレルギー対応食の支援を受けましょう。炊き出しや配給された
食物の原材料を確認し、周囲に食物アレルギーがあることを
ゼッケンやカードで知らせましょう。

食物アレルギー
があります
✕ 小麦、えび

　災害対策には、家庭で備える「自助」、周囲と共同した備えである「共助」、行政が行う「公助」の3つがあります。このうち自助が最も重要です。食物アレルギーのある方は、災害時にアレルギー対応食品の不足や、炊き出しでのアレルゲンの誤食、アナフィラキシーが起きたときの対応の遅れ、食物アレルギーに対する偏見など、多くの問題に直面する可能性があるため、日頃から十分に備えを行っておく必要があります。

　自助として、安全な食料の備蓄が最も重要であり、その他生活用品や医薬品も備蓄しておくとよいでしょう。東日本大震災ではアレルギー対応食品が1週間以上入手できなかったという方が多数いました。また、普段から食物経口負荷試験などを受けて食べられる範囲を確認しておくことも備えになります。アレルギーがあっても「食べられる範囲」がわかっていれば、配給される食品を食べられることがあります。

　共助として、地域や身近な人と普段から連携を保ち、食物アレルギーがあることを情報共有しておくと支援を受けられやすくなります。近所とのつながり、会員制交流サイト（SNS）、アレルギー支援団体などからサポートを受けられる可能性があります。

　公助として、アレルギーの方が災害直後に支援を受ける場は主に避難所になります。避難所では、食物アレルギーがあることを行政担当者に知らせ、アレルギー対応食の支援を受けましょう。炊き出しや配給された食物の原材料を必ず確認し、周囲に食物アレルギーがあることをゼッケンやカードで知らせてください。支援者は、食物アレルギーがある人の申し出をよく受け止めて、食べられる食品の手配にご尽力ください。

▶ 食物アレルギー診療ガイドライン2021　第19章より

ポイント👆 被災した最初は、「自助」（家庭での備え）が一番重要です。

16-2　災害備蓄

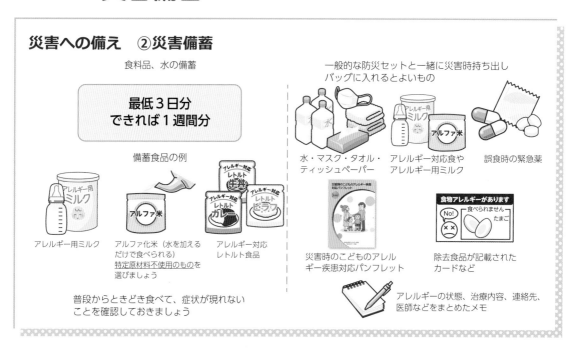

災害への備え　②災害備蓄

食料品、水の備蓄

**最低3日分
できれば1週間分**

備蓄食品の例

アレルギー用ミルク

アルファ化米（水を加える
だけで食べられる）
特定原材料不使用のものを
選びましょう

アレルギー対応
レトルト食品

普段からときどき食べて、症状が現れない
ことを確認しておきましょう

一般的な防災セットと一緒に災害時持ち出し
バッグに入れるとよいもの

水・マスク・タオル・
ティッシュペーパー

アレルギー対応食や
アレルギー用ミルク

誤食時の緊急薬

災害時のこどものアレル
ギー疾患対応パンフレット

除去食品が記載された
カードなど

アレルギーの状態、治療内容、連絡先、
医師などをまとめたメモ

　被災した直後から、安全に食べられる食品を確保することが緊急の課題になります。食料品、水の備蓄は最低3日分、できれば1週間分の備蓄が望まれます。備蓄する食べ物は、各自のアレルギーの原因に合わせて食べられる保存食を選択し、普段から試食しておくとよいでしょう。アレルギー用ミルクやアレルギー対応レトルト食品、加熱しなくても食べられるアルファ化米などを備蓄します。アルファ化米はアレルギー特定原材料不使用なものがよいでしょう。ミルクアレルギーのある乳児は、普段は母乳でも、母親のストレスで母乳が出なくなることがあり、普段から少しでもアレルギー用ミルクを飲んで慣れておくと安心です。備蓄食品が無駄にならないよう、古くなったものは順次食べて新しいものと入れ替えるローリングストック法が勧められています。

　災害時の持ち出しバッグには、一般的な避難用品である防災マップや衛生用品の他、アレルギーの状態、治療内容、連絡先、医師などをまとめたメモを入れましょう。これは災害時に親子が離れて避難する場合もあるため、周囲に食物アレルギーの状況を知らせるのに役立ちます。お薬手帳やエピペン®は災害時に持ち出せるよう、普段から置き場所を決めておくとよいでしょう。災害時にどのようにアレルギー対応をしたらよいか確認する目的で、後述の「災害時のこどものアレルギー疾患対応パンフレット」や「災害におけるアレルギー疾患の対応」などを印刷して入れておくと役立ちます。また必要なときに、名札やゼッケンのような形で周囲に気づいてもらえるようにすることもよいでしょう。

▶ 食物アレルギー診療ガイドライン 2021　第 19 章より

ポイント☝ 備蓄するレトルト食品などは、普段から食べ慣れていることが一番の安心材料になります。

16-3　各種資料の紹介

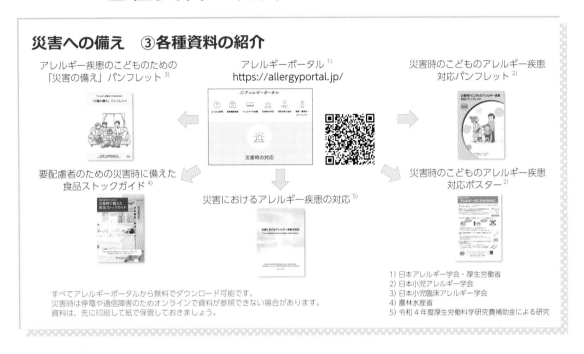

災害への備え　③各種資料の紹介

アレルギー疾患のこどものための
「災害の備え」パンフレット[3]

アレルギーポータル[1]
https://allergyportal.jp/

災害時のこどものアレルギー疾患
対応パンフレット[2]

要配慮者のための災害時に備えた
食品ストックガイド[4]

災害におけるアレルギー疾患の対応[5]

災害時のこどものアレルギー疾患
対応ポスター[2]

すべてアレルギーポータルから無料でダウンロード可能です。
災害時は停電や通信障害のためオンラインで資料が参照できない場合があります。
資料は、先に印刷して紙で保管しておきましょう。

1) 日本アレルギー学会・厚生労働省
2) 日本小児アレルギー学会
3) 日本小児臨床アレルギー学会
4) 農林水産省
5) 令和4年度厚生労働科学研究費補助金による研究

　アレルギーの患者さんが災害に備え、災害時にどうしたらよいかについて、いくつかの資料があります。
　日本アレルギー学会と厚生労働省が作成した「アレルギーポータル」は、アレルギーに関する情報を集約したポータルサイトであり、各種資料を無料でダウンロードできます。
　日本小児アレルギー学会が作成した「災害時のこどものアレルギー疾患対応パンフレット」は、災害発生時の対応や普段の備えのポイントがまとめられています。患者さん、行政担当者の方のいずれにも参考になります。「災害時のこどものアレルギー疾患対応ポスター」は、アレルギー疾患への理解を周囲に求める内容で、災害時に避難所に張り出して使用できます。
　日本小児臨床アレルギー学会の「アレルギーのこどものための「災害の備え」パンフレット」には、日頃からできる災害の備えについて具体的に提案されていて、家族が医療スタッフと話し合いながら一緒に考える際に利用できます。食品のストックに関しては、農林水産省の「要配慮者のための災害時に備えた食品ストックガイド」があります。要配慮者（乳幼児・高齢者など）に並んで食物アレルギーへの備えが記載されており、保存食品の実例やレシピが紹介されています。
　令和4年に厚生労働科学研究費補助金により、患者さん（保護者）、行政、医療従事者に向けた総合的な資料として「災害におけるアレルギー疾患の対応」が作成されました。被災時にすべきこと、アレルギー表示の注意点、アレルギー用ミルクの紹介、災害時によくある疑問とその回答などがまとめられ、日頃の備えとしては食品や薬の備蓄、東日本大震災で起きた事例集、災害対応のリンク集などが記載されています。普段備えておきたいことを書き留める「そなえるブック」や、食物アレルギーを周囲に知らせるためのアレルギーゼッケンが付録されています。
　災害時は停電や通信障害によりオンラインで資料を参照することが難しい場合もあるため、先に印刷し紙面で保管しておくことをお勧めします。

▶ 食物アレルギー診療ガイドライン2021　第19章より

ポイント👆　最も信頼できる公的な資料は、すべて「アレルギーポータル」から検索できます。

17-1　遅延型アレルギーと特異的 IgG 抗体検査

遅延型アレルギーと特異型 IgG 抗体検査

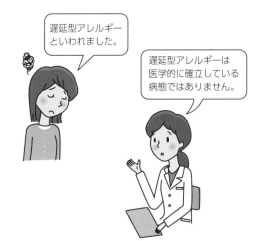

特異的 IgG 抗体検査
・IgG 抗体は健康な人でも検出可能
・病的意義は未確定

" 遅延型アレルギー " の診断
・医学的に確立している病態ではない
・陽性結果により不要な食物除去が行われる可能性も

時間が経ってから発症する食物アレルギー
・「遅発型 IgE 依存性食物アレルギー」（11-2、p46）は医学的に定義されているが、「遅延型アレルギー」ではなく、IgG 抗体検査は有用ではない

食事と体調
・偏った食事は体調不良を引き起こす可能性
・適切な食事バランスが重要

注意喚起
・日本小児アレルギー学会・日本アレルギー学会からの警告：自己判断による食物除去を避ける

遅延型アレルギー検査が気になります。

　特定の IgG 抗体を検査することで「遅延型アレルギー」を判断できると主張する商品やサービスが存在します。しかしながら、これは食物アレルギーの診断には不適切な方法とされています。この検査では、特定の食物に対する IgG という抗体が検出されますが、この抗体は健康な人や他の免疫療法を受けた人でもみつかることがあり、必ずしも病気を示すものではありません。

　食物アレルギーにはさまざまなタイプがあり、その中にはゆっくりと症状が現れるものもあります。例えば、海でクラゲに刺された後に納豆を食べるとアナフィラキシー反応が現れたり、山でダニに刺された後に獣肉を食べるとアナフィラキシー反応が現れるなどのケースがあります。これらは「遅発型 IgE 依存性食物アレルギー」（11-2、p46）といわれますが、「遅延型アレルギー」ではなく、IgG 抗体検査は有用ではありません。

　また、偏った栄養バランスの食事を取ると、体調が優れないことがありますが、これもまた遅延型アレルギーとは異なります。これは単純にバランスのとれた食生活の改善が求められるケースです。

　根拠がない食物の除去は、食事が不自由になるだけでなく、栄養のバランスも崩れてしまう可能性があり、結果的に健康を損なうことにつながります。日本小児アレルギー学会や日本アレルギー学会からも、このような検査を用いた食物除去について警告が出されています。自己判断での食物除去は避けましょう。

ポイント 🖕 これは、科学的に検証されたアレルギー検査ではありません。

17-2　湿疹との関係

食物アレルギーとアトピー性皮膚炎

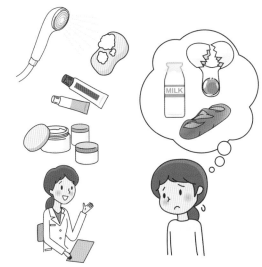

スキンケアが重要
- 症状が改善しない場合、多くはスキンケアや外用薬の不適切な使用が原因
- 肌の清潔さ、適切な保湿、症状に応じたステロイド薬などの治療薬が必要

食物アレルギーとアトピー性皮膚炎
- 乳児期において食物アレルギーが関与することがある
- それ以外の年齢では、食物以外の要因（乾燥、汗、接触するものなど）で皮膚症状が悪化することが多い

食事と皮膚の関係
- バランスの悪い食事（過剰な糖質・脂質摂取）は肌荒れの原因となる
- 食物アレルギーを疑う前に、バランスの良い食事（ビタミン、タンパク質、食物繊維など）が推奨される

稀なケース：金属アレルギー
- 小児では稀だが、金属アレルギー（例：ニッケル）が湿疹に影響していることがある
- この場合も自己判断で食物を避けるのではなく、医師に相談することが重要

湿疹が治らないので何か食物を除去したほうがよいですか。

　アトピー性皮膚炎の症状がなかなか改善しないとき、食物が原因ではないかと考え、鶏卵や牛乳、小麦など特定の食品を除去することを考える人がいます。しかし、大抵の場合、スキンケアや外用薬の使い方が適切でないことが原因となります。

　乳児期にアトピー性皮膚炎がみられる場合は、食物アレルギーが関与していることもありますが（6「診断と検査」参照）、それ以外の年齢層の多くは皮膚が乾燥したり、汗をかいたり、何かに触れるなど、食物以外の要因で悪化するため、まずはこれらの要因に対する適切な対策が重要になります。そして肌を清潔に保つこと、しっかりと保湿すること、症状に合わせてステロイド薬などの治療薬を使用することが基本的なケアとなります。

　一方、ジャンクフードばかりのようなバランスの取れていない食事をしていると、糖質や脂質の摂取が過剰になり、肌荒れの原因となることがあります。そのような場合、食物アレルギーを疑うよりも、バランスの良い食事を心掛けることが大切です。ビタミンやタンパク質、食物繊維などをしっかりと摂ることが勧められます。また、小児では稀ですが、金属アレルギーがある場合、例えばニッケルアレルギーの方は、ニッケルを多く含む食物を食べると湿疹が悪化することがあります。しかし、これも自己判断で食物を避けるのではなく、医師に相談することが重要です。

ポイント👆 幼児期以降のアトピー性皮膚炎で、特定の食物アレルギーが原因であることは滅多にありません。

17-3　じんましん

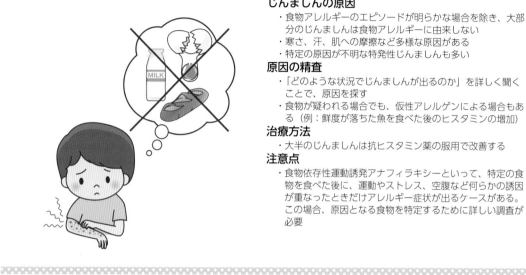

じんましんが治らないのは食物が原因?

じんましんの原因
・食物アレルギーのエピソードが明らかな場合を除き、大部分のじんましんは食物アレルギーに由来しない
・寒さ、汗、肌への摩擦など多様な原因がある
・特定の原因が不明な特発性じんましんも多い

原因の精査
・「どのような状況でじんましんが出るのか」を詳しく聞くことで、原因を探す
・食物が疑われる場合でも、仮性アレルゲンによる場合もある（例：鮮度が落ちた魚を食べた後のヒスタミンの増加）

治療方法
・大半のじんましんは抗ヒスタミン薬の服用で改善する

注意点
・食物依存性運動誘発アナフィラキシーといって、特定の食物を食べた後に、運動やストレス、空腹など何らかの誘因が重なったときだけアレルギー症状が出るケースがある。この場合、原因となる食物を特定するために詳しい調査が必要

じんましんが治らないのは食物が原因ではないのですか。

　じんましんは、さまざまな原因で出現します。例えば、「卵を食べた後にじんましんが出た」という場合、鶏卵アレルギーが原因の可能性は高いです。しかし、大半のじんましんは、寒さや汗、肌への摩擦、物理的な刺激など、さまざまな原因で引き起こされます。ですから、医師は「じんましんが出現する状況は何か?」を詳しく聞いて、原因を探ります。

　また、特に何が原因であるかわからない、いわゆる「特発性じんましん」もあります。この場合、検査で原因を明らかにするのは難しいことが多いです。じんましんが長期間にわたって何度も現れたり引いたりする慢性じんましんでは、食物が原因である可能性は低く、アレルギー検査をしても原因を特定できないことが多いです。じんましんの治療は、大半の場合、抗ヒスタミン薬を服用することで改善します。

　通常、食べている食物を食べた後にじんましんが現れた場合は、何らかの食物が原因である可能性がありますが、それは必ずしもアレルギーのせいではありません。例えば、鮮度が落ちた魚を食べると、ヒスタミンなどの成分が増えてじんましんが現れることがあります（仮性アレルゲン）。この場合、魚自体にアレルギーがあるわけではないので、魚を避ける必要はありません。

　注意が必要なのは、「食物依存性運動誘発アナフィラキシー」という現象です。これは、特定の食物を食べた後に、運動やストレス、空腹など何らかの誘因が重なったときだけ、アレルギー症状が現れる場合です。その場合は、原因となる食物を特定するために詳しい調査が必要になります。

ポイント　特定の食物摂取後に急に出現したじんましんを除けば、繰り返すじんましんの原因に食物アレルギーが関わることは滅多にありません。

索 引

英語

A

Ana o 3　7, 22, 38
Ara h 2　7, 22, 38

G

Gly m 4　7

I

IgE 抗体　2, 3, 4, 5, 6, 7, 9, 19, 20, 21, 22,
　28, 37, 38, 40, 42, 44, 48, 49

J

Jug r 1　7, 22, 39

日本語

あ

アトピー性皮膚炎　3, 9, 10, 20, 62, 67
アドレナリン　13, 16, 17, 19, 48
アナフィラキシー　3, 12, 14, 17, 19
アニサキス　43, 47
アミノ酸　5
アミノ酸乳　36
アラスタット法　22
α-Gal（アルファー・ガル）症候群　46
アレルギー表示　52
アレルギーポータル　65
アレルギーマーチ　9
アレルギー用ミルク　25
アレルゲン　2
アレルゲンコンポーネント　6, 7, 22
アレルゲン性　5
イムノキャップ法　22
栄養食事指導　28
エピペン®　15, 16, 17, 18, 19
オボアルブミン　6
オボムコイド　6, 7

ω-5 グリアジン　7, 22

か

加水分解乳　36
カゼイン　7, 29
花粉－食物アレルギー症候群　40, 45
カルシウム　25, 27, 35
感作　2
共助　63
経口ダニアナフィラキシー　47
経口免疫療法　31
口腔アレルギー症候群　3, 45
交差反応　45, 46
好酸球性消化管疾患　49
公助　63
抗ヒスタミン薬　17

さ

自助　63
持続的無反応　31
主要アレルゲン　6
消化　5
症状誘発閾値　31, 44
食物アレルギー緊急時対応マニュアル　56
食物依存性運動誘発アナフィラキシー　3, 8,
　42, 44, 68
食物経口負荷試験　20, 22, 24, 28, 31, 38,
　40, 42, 43
食物不耐症　4
新生児・乳児消化管アレルギー　48
新生児・乳児食物蛋白誘発胃腸症　48
生活管理指導表　55, 59, 60
総負荷量　24, 28
即時型症状　3, 12, 40

た

耐性獲得　28, 38, 39, 40, 41
代替食品　27, 62
脱感作　31
タンパク質　5, 6, 7, 25, 29, 34, 35, 36
調製粉末大豆乳　36
腸内フローラ　11
特異的 IgE 抗体検査　22, 38, 42
特定原材料　39, 52

69

https://www.jspaci.jp/assets/documents/food-allergy-visualbook_2023.pptx
スライドデータは、上記の URL にアクセスのうえ、以下のスクラッチを削ってパスワードを入力してご覧ください。

※本パスワードは本書の所有者以外への提供・開示を固く禁じます。

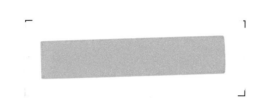

食物アレルギービジュアルブック2023

2023年11月18日　第 1 版第 1 刷発行
2024年10月29日　第 1 版第 2 刷発行

■監修　　　　　　　伊藤浩明/海老澤元宏/吉原重美
■作成　　　　　　　一般社団法人日本小児アレルギー学会食物アレルギー委員会
■編集・制作・発売　株式会社協和企画
　　　　　　　　　　〒101-0062　東京都千代田区神田駿河台 4 - 6
　　　　　　　　　　御茶ノ水ソラシティ13階
　　　　　　　　　　https://www.kk-kyowa.co.jp/
　　　　　　　　　　お問い合わせ：上記ホームページの〈お問い合わせフォーム〉
　　　　　　　　　　　　　　　　　よりお寄せください。
■印刷　　　　　　　株式会社アイワード

ISBN978-4-87794-229-8　C3047　¥2500E
定価：2,750円（本体2,500円＋税10％）